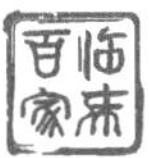

中国医学临床百家·病例精解

中国医科大学附属第一医院

神经外科疾病病例精解

吴安华 主编

科学技术文献出版社
SCIENTIFIC AND TECHNICAL DOCUMENTATION PRESS
·北京·

图书在版编目（CIP）数据

中国医科大学附属第一医院神经外科疾病病例精解/吴安华主编．—北京：科学技术文献出版社，2019.9

ISBN 978-7-5189-5888-7

Ⅰ.①中…　Ⅱ.①吴…　Ⅲ.①神经外科学—病案　Ⅳ.①R651

中国版本图书馆 CIP 数据核字（2019）第 162203 号

中国医科大学附属第一医院神经外科疾病病例精解

策划编辑：王梦莹　　责任编辑：李　丹　王梦莹　　责任校对：文　浩　　责任出版：张志平

出　版　者　科学技术文献出版社
地　　　址　北京市复兴路 15 号　邮编 100038
编　务　部　（010）58882938，58882087（传真）
发　行　部　（010）58882868，58882870（传真）
邮　购　部　（010）58882873
官方网址　www. stdp. com. cn
发　行　者　科学技术文献出版社发行　全国各地新华书店经销
印　刷　者　北京虎彩文化传播有限公司
版　　　次　2019 年 9 月第 1 版　2019 年 9 月第 1 次印刷
开　　　本　787 × 1092　1/16
字　　　数　128 千
印　　　张　11. 25
书　　　号　ISBN 978-7-5189-5888-7
定　　　价　88. 00 元

《中国医科大学附属第一医院神经外科疾病病例精解》

编委会

主　　编　吴安华

副 主 编　景治涛　邹敬宇

编　　者　（按姓氏拼音排序）

班允超　陈　炼　崔　晓　崔　润　勾丹青

管格非　胡锦渠　韩　帅　金治中　李　龙

李　婷　李　响　李志鹏　刘济源　刘　佳

刘　源　庞　超　孙广烨　王　维　王铁群

王子璕　温志锋　于杰夫　张东勇　赵　丹

赵君爽　张天鼎　周锦鹏　赵子龙

主编简介

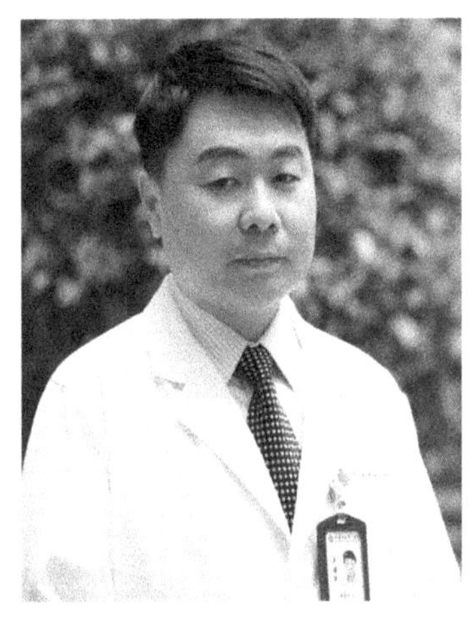

吴安华，二级教授，长江学者特聘教授，国家万人计划科技创新领军人才，百千万人才工程国家级人选，科技部重点领域创新团队负责人，享受国务院特殊津贴专家，国家有突出贡献中青年专家，辽宁省攀登学者，沈阳市杰出人才。现任中国医科大学附属第一医院神经外科主任，中国医科大学创新学院常务副院长。

吴安华教授长期从事神经外科临床诊疗工作及基础研究，擅长神经系统疾病的诊断与治疗。精通神经外科颅底手术，微创神经内镜手术，脊柱脊髓手术，颅颈固定手术，多模态指导下的神经外科手术以及机器人手术等。所涉及的疾病包括：垂体瘤，脑膜瘤，听神经瘤，颅咽管瘤，脊索瘤，血管瘤，面肌痉挛，三叉神经痛，颅底畸形，先天畸形，脊柱脊髓病变，脑积水等）；同时开展脑疾病相关认知功能研究，进行脑恶性肿瘤综合治疗（手术，放疗，化疗及靶向治疗，免疫治疗等）及相关临床试验研究。

吴安华教授长期先后主持或参与国家高技术项目（863）、国家科技重大专项、国家自然科学基金等十余项，获教育部科技进步一等奖一项，辽宁省科技进步一等奖一项，辽宁省科技进步二等奖二项，辽宁省医学科技一等奖一项；获王忠诚中国神经外科青年医师奖、沈阳市卓越医师奖，并入选第三届国家名医和首届辽宁青年名医。申报或授权发明专利 2 项，授权实用新型专利 3 项，译著 1 部，发表论文 SCI 收录 80 余篇。

学术兼职：中华医学会神经外科学分会委员，辽宁省医学会神经外科学分会候任主任委员，中国医师协会神经外科医师分会委员，中国神经科学学会神经肿瘤分会常务委员，中国医师协会胶质瘤专业委员会常委，中国抗癌协会神经肿瘤专业委员会常委，中国卒中学会理事，中国内镜医师协会神经外科医师分会委员，世界华人神经外科学会委员，中国医促会颅底外科分会常委，中国胶质瘤协作组成员，辽宁省生命科学学会神经外科分会主任委员，辽宁省抗癌协会神经肿瘤专业委员会副主任委员，中国医师协会颅底专家委员会副主任委员。

前 言

神经外科学是一门复杂的、系统的、专业性强的医学分支学科。是在解剖学、生理学、病理解剖学、放射诊断学、外科手术学等多种学科基础上发展壮大起来的高精尖学科。因此，单纯的理论知识不足以支撑一名神经外科医生的日常临床工作，更多地是需要多学科相关知识分析整合才能得到解决问题的方法。一名合格的神经外科医师除了要有丰富的临床经验，更需掌握不断发展的各种新技术手段，并在此基础上，运用临床思维分析、评估利弊，并能在治疗过程中针对出现的病情变化及时调整，最终给出合理的治疗方案。

目前出版的大多数神经外科学专业书籍通常以疾病本身为切入点，常规介绍疾病的发病机制、分类、临床表现、诊断与鉴别诊断、治疗方案等。内容虽系统详尽，然而在实用性方面却略显不足，无法满足神经外科医生在日常工作中面对特定病例，特别是不典型病例时需理论与实际相结合的要求。《中国医科大学附属第一医院神经外科疾病病例精解》这本书弥补了这一不足。本书以具体病例为切入点，还原了典型病例在临床的诊治流程，从对现病史的主要信息采集提取、既往史的收集、该疾病重要的查体体征的获取、辅助检查的选择及结果分析、综合治疗方案的选择等各个方面详尽地介绍了疾病的诊治过程。选取的病例都是临床工作中常见，却在治疗过程中经常存在疑问的。在病例分析环节，对病例进行了总结和归纳，使得读者可以更好地了解该疾病的背景知识、治疗前景及发展方向。更值得一提的，是本书对疾病诊治过程中所出现的意外情况也逐一阐述，并给出了实际的解决方案。可以说，本书可作为神经外科医生尤其是基层医疗机构的年轻医生或医学生的临床工作的指导手册。

不积跬步无以至千里，不积小流无以成江海。神经外科医生的成长也是这样循序渐进的，希望这本书能成为年轻医生成长路上的基石，帮助他们更好更快地成长起来。

目　录

附录

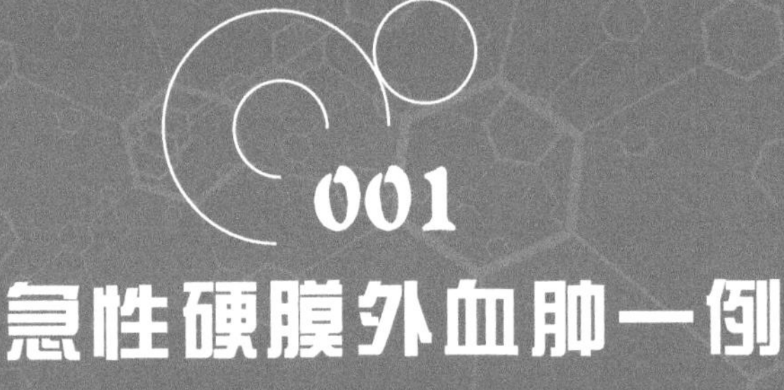

001 急性硬膜外血肿一例

病例介绍

患者男性，51 岁。以“工地高处坠落伤后意识不清 3 小时”为主诉入院。患者 3 小时前在施工现场从约 3 米高处坠落，头部着地。受伤当时神志清楚，自诉头痛，约 20 分钟后逐渐出现意识不清，呕吐胃内容物数次。被工友送入急诊，既往病史不详。

急诊查体： T 37.2℃，P 56 次/分，RR 15 次/分，Bp 160/90mmHg。神志昏迷，GCS 7 分，双侧瞳孔不等大，左侧直径约 2.0mm，光反应迟钝，右侧直径 7mm，不正圆，光反应阴性。鼾声呼吸，节律尚可，呼吸深大。右颞头皮肿胀，右侧外耳道可见血性液体。胸腹查体未见明显异常。右侧肢体刺痛可定位，左侧肢体刺痛过伸，Barbinski 征 L(+)、R(−)。

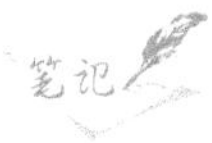

辅助检查：头部 CT 示右侧颞骨骨折，右颞颅骨下巨大双凸透镜样高密度影，中线移位（图 1.1）。颈胸腹部 CT 未见明显异常，血常规、生化、凝血等未见明显异常。

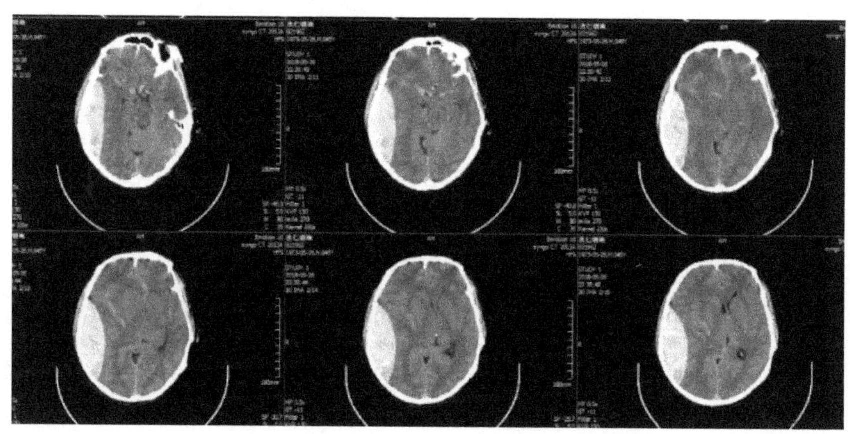

图 1.1　患者伤后 3 小时入急诊时头部 CT

入院诊断：重型颅脑损伤、右颞巨大急性硬膜外血肿、脑疝、右侧颞骨骨折、颅底骨折。患者术前诊断明确，具备急诊手术指征，立即急诊全麻下行右侧开颅硬膜外血肿清除术，术中清除血肿后脑压较高，探查硬膜下无出血后，减张缝合硬膜，去除骨瓣。患者于术后第 3 日神志转清，查体配合，未遗留左侧肢体运动障碍。

病例分析

硬膜外血肿约占外伤性颅内血肿的 1/3，男女比例约为 4：1，成人常见，2 岁以下及 60 岁以上少见，其原因可能为其硬膜与颅骨内板较成人更为紧密。硬膜外血肿的形成机制多数为翼点附近颞骨骨折，导致骨沟内走行的脑膜中动脉破裂出血，血液聚集在硬膜和颅骨内板之间。此外也有脑膜中静脉、板障及静脉窦破裂导致的静脉性出血。大部分的急性硬膜外血肿位于颞部翼点附近，其他少见

笔记

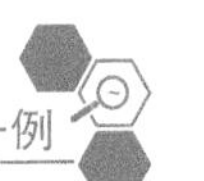

情况可发生在额部、枕部和后颅窝。慢性硬膜外血肿相对少见，可能与静脉出血缓慢有关。

急性硬膜外血肿典型的临床表现被称为“中间清醒期”，即1. 受伤即刻出现的短时间意识丧失；2. 从脑震荡中恢复的中间清醒期，可持续数分钟至数小时；3. 再次昏迷，并出现患侧脑组织受压直至脑疝表现，如对侧偏瘫，同侧瞳孔散大等，但并非所有的患者都会出现上述表现，也并非只有急性硬膜外血肿才可出现。病情的进展一般在数小时内，除意识障碍和偏瘫瞳孔变化之外，可以表现为头痛、呕吐、癫痫等。60% 的急性硬膜外血肿可以出现一侧瞳孔散大，其中 85% 为血肿同侧。硬膜外血肿的总体死亡率在 20% ~ 55%，老年人死亡率更高，如果得到及时的诊断和治疗，可以将死亡率控制到 5% ~ 12%。出现中间清醒期的患者要比无中间清醒期的患者预后好，术前即出现双侧病理征或去脑强直则意味着预后不良，死亡原因多为颞叶钩回疝损伤中脑导致呼吸抑制。

急性硬膜外血肿典型的 CT 表现为颅骨内板下双凸透镜形高密度影，少部分病例可能为颅骨侧单凸或新月形，需与急性硬膜下血肿鉴别。

手术指征：1. 急性硬膜外血肿 > 30ml，颞部血肿 > 20ml，需立刻开颅手术清除血肿；2. 急性硬膜外血肿 < 30ml，颞部 < 20ml，最大厚度 < 15mm，中线移位 < 5mm，GCS 评分 > 8 分，没有脑局灶损害症状和体征的患者可保守治疗。但必须住院严密观察病情变化，行头部 CT 动态观察血肿变化。一旦出现临床意识改变、高颅压症状、甚至瞳孔变化或 CT 血肿增大，都应该立刻行开颅血肿清除手术。

手术方法：按照血肿部位采取相应区域骨瓣开颅，应尽量充分暴露，清除血肿和彻底止血，骨窗缘悬吊硬脑膜，必要时应做硬膜

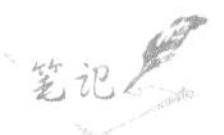

下探查，避免遗漏硬膜下血肿及活动性出血的脑挫裂伤。骨瓣原位复位固定，但对于巨大硬膜外血肿、中线移位明显、瞳孔散大的患者，可采用去骨瓣减压和硬脑膜减张缝合技术，避免手术后大面积脑梗死造成的继发性高颅压和脑疝，再次行去骨瓣减压手术。

病例点评

该患者为工地高处坠落，因路途遥远，伤后 3 小时才到达急诊，入急诊时已经出现脑疝，意识昏迷。所幸 CT 诊断明确，急诊手术指征确切，及时减压，彻底清除血肿并去除骨瓣，才能取得较好的治疗效果（图 1.2）。这例患者为高处坠落伤，应警惕有无合并颈椎、胸腹、骨盆及长骨损伤。对于中青年患者，其脑组织饱满，颅内空间代偿能力较差，加上此病例发生在海拔 4500 米以上的高原环境，低氧及颅内压增高带来的灌注不足等继发损伤可能导致恶性循环，加重患者病情，导致预后不良。此病例术后曾担心脑疝时间过长，导致大脑后动脉梗塞，幸运的是并未出现，若术前再

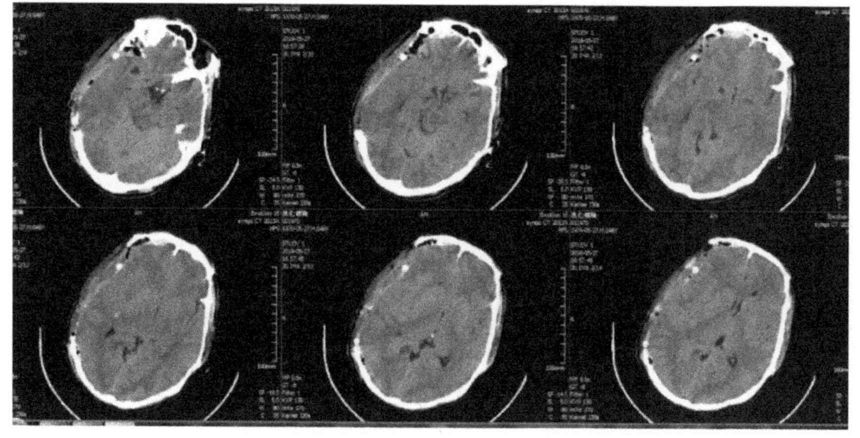

图 1.2　右侧开颅血肿清除去骨瓣减压术后第 2 日，复查头 CT 示血肿清除彻底，中线位置恢复，颞肌肿胀

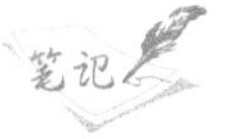

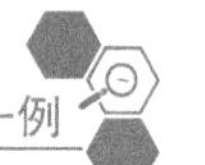

有耽搁，后果将不堪设想。因此，对于有手术指征的急性硬膜外血肿病例，应务必争分夺秒，尽量缩短脑疝时间。

参考文献

[1] Mark S. Greenberg. 创伤性出血的相关疾病//Mark S. Greenberg. 神经外科手册（第8版）. 南京：江苏凤凰科学技术出版社，2017：1077-1081.

[2] 中国医师协会神经外科医师分会，中国神经创伤专家委员会. 中国颅脑创伤外科手术指南. 中华神经创伤外科电子杂志，2015，1（1）：59-60.

笔记

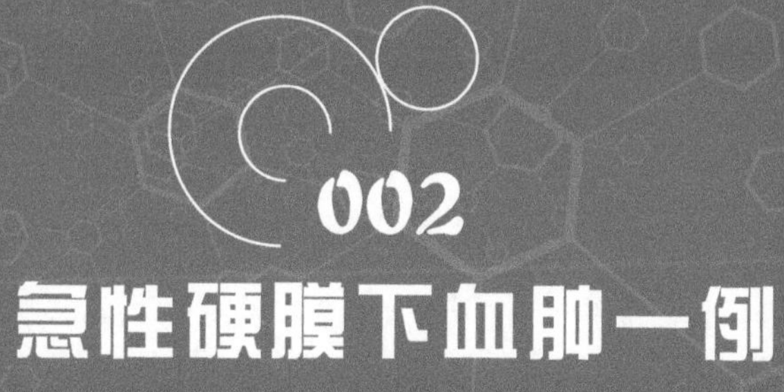

002 急性硬膜下血肿一例

病例介绍

患者男性，63 岁。以“骑摩托车摔伤头部头痛呕吐 1 小时”为主诉急诊入院。患者 1 小时前骑摩托车摔伤头部，未戴头盔，受伤当时神志清，伤后自觉头部胀痛，有呕吐胃内容物数次，无肢体抽搐。

既往否认冠心病糖尿病史，高血压 3 年，未系统治疗。

急诊查体： T 36.8℃，P 70 次/分，RR 20 次/分，Bp 149/79mmHg。自主睁眼，问答不正确，肢体自主活动。双侧瞳孔等大正圆，直径约 3.0mm，光反应灵敏。右额颞头皮肿胀，少量擦伤，无活动性出血。面部少量擦伤。颈软，活动可。胸腹查体未见明显异常。四肢散在擦伤，肌力肌张力正常，Barbinski 征 L(−)、R(−)。

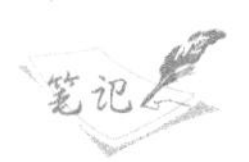

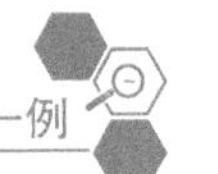

辅助检查：头 CT 示右侧颞骨骨折，右颞急性硬膜下血肿，脑挫裂伤。中线有轻度移位（图 2.1）。肺 CT 未见明显异常。血常规、生化、凝血等未见明显异常。

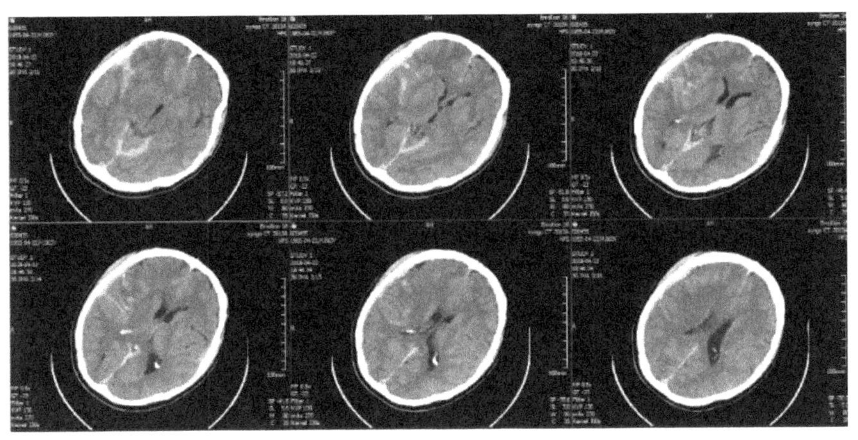

图 2.1 受伤后 1 小时就诊时患者头 CT，示右侧颅骨内板下新月形高密度影，中线略向左移位

入院诊断：闭合性颅脑外伤、右侧硬膜下血肿、右颞骨骨折、头皮血肿。

入院诊断明确，考虑患者为老年男性，受伤时间短，仅 1 小时硬膜下血肿已形成，高度警惕血肿增大之可能，遂向患者家属交代病情，积极行术前准备，并同时给予心电监护吸氧，对症止血、营养神经治疗，密切观察病情变化。

入院后 40 分钟，在术前准备过程中，患者突然出现意识不清，查体右侧瞳孔散大，直径约 8mm，光反应阴性，左侧瞳孔直径约 3.0mm，光反应存在，刺痛不睁眼、不发声，左侧肢体刺痛过伸，右侧刺痛可定位，Barbinski 征 L(＋)、R(－)。考虑血肿进展，立刻复查头 CT，示硬膜下血肿增大，中线移位明显（图 2.2），具备急诊手术指征，立即急诊全麻下行右侧开颅硬膜下血肿清除术。手术过程顺利，术中清除血肿约 100ml，脑压略高，给予硬膜减张缝

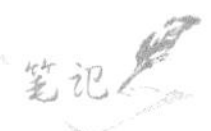

合，去除骨瓣减压，患者于术后第4日神志转清（图2.3）。

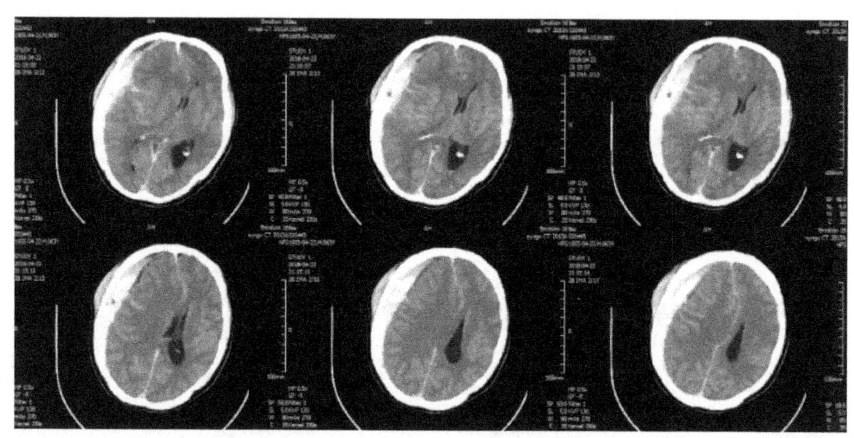

图2.2　就诊后40分钟内患者出现病情进展，GCS评分从14分降至7分，右侧瞳孔散大固定，复查头CT示右侧硬膜下血肿明显增大，脑组织受压，中线显著向左偏移

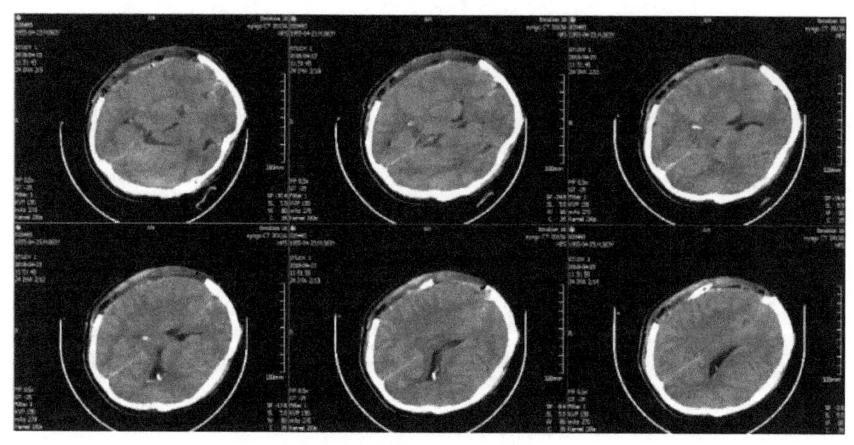

图2.3　右侧开颅血肿清除大骨瓣减压术后第4日，复查头CT，示血肿清除彻底，中线位置恢复，未见明显脑挫裂伤灶。患者神志转清

病例分析

急性硬膜下血肿是最常见的外伤性颅内血肿，发病率约为硬膜外血肿的2倍，男女比例为3：1，老年患者比例更高。与硬膜外血

笔记

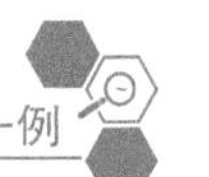

肿不同，硬膜下血肿一般存在着较重的原发性脑损伤，因此病情严重程度及预后都较硬膜外血肿差。原发性的脑组织损伤、脑水肿及血肿产生的占位效应在临床上表现为受伤后的意识障碍、局灶性功能损伤、癫痫等，以及随血肿增大出现进行性颅内压增高、脑组织受压甚至脑疝。急性硬膜下血肿的形成机制多数为额颞叶的脑挫裂伤及脑表面的血管或桥静脉撕裂。前者通常伴随着血肿下较重的脑挫裂伤，通常伤后即有意识障碍，无中间清醒期；而后者一般原发性损伤较轻，可能中间清醒随后昏迷。自发性的急性硬膜下血肿常见于使用抗凝药物治疗的患者，可以无明确外伤史。急性硬膜外血肿的死亡率在50%~90%，高龄、伴随脑挫裂伤及术前有抗凝药物应用与预后不良相关。典型的影像学表现，在头 CT 可见颅骨内板下新月形高密度影，通常位于大脑半球凸面，也可见于纵裂、天幕上等其他位置。随时间推移，血肿密度可逐渐降低，亚急性期多为等密度，慢性期可为等低密度。

根据中国颅脑创伤外科手术指南，手术指征：1. 急性硬膜下血肿 >30ml、颞部血肿 >20ml、血肿厚度 >10mm，或中线移位 >5mm 的患者，需立刻采用手术清除血肿；2. 急性硬膜下血肿 <30ml、颞部 <20ml、血肿最大厚度 <10mm，中线移位 <5mm、GCS 评分 <9 分急性硬膜下血肿患者，可以先行非手术治疗。如果出现伤后进行性意识障碍，GCS 评分下降 >2 分，应该立刻采用外科手术治疗；3. 对于具有颅内压监测技术的医院，GCS 评分 <8 分的重型颅脑创伤合并颅内出血的患者都应行颅内压监测。

手术的选择，对于临床最常见的额颞顶急性硬膜下血肿，特别是合并脑挫裂伤高颅压的患者，提倡采用标准大骨瓣开颅血肿清除，根据术前 GCS 评分、有无脑疝及术中颅内压情况决定保留或去骨瓣减压，硬膜原位缝合或减张缝合。双侧额颞顶急性硬膜下血肿

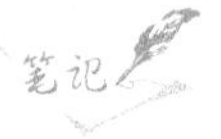

应该行双侧标准外伤大骨瓣手术，也可采用前冠状开颅去大骨瓣减压术。

病例点评

该患者高龄，车祸外伤，伤后 1 小时入急诊 GCS 14 分，虽然 CT 显示右侧硬膜下血肿形成，但血肿量尚可，当时不具备手术指征，可以密切观察下积极的保守治疗。但随后的 40 分钟内病情急转直下，迅速出现昏迷，GCS 下降至 7 分，复查 CT 血肿明显增大，脑疝形成。病情进展之迅速，如果没有充分的准备和熟练的配合，难免会使临床医生措手不及甚至错失手术挽救患者的机会。因此建议年轻医生对于受伤时间短，已经有血肿出现迹象的患者尤其是老年患者，一定不能放松警惕，密切的观察，积极的治疗和术前准备至关重要，对于手术可能性更大的患者，提前备皮可以缩短手术准备时间，一旦出现脑疝，可以更快的开颅减压。另外一个细节是本例患者术中发现颞骨内板有一尖刺状骨折片穿透硬膜，并刺破颞叶皮层静脉，清除血肿后可见静脉活动性出血，妥善止血后探查，未发现明显脑挫裂伤，因此可推测患者原发脑损伤不重，预后相对较好。

参考文献

[1] Mark S. Greenberg. 创伤性出血的相关疾病// Mark S. Greenberg. 神经外科手册（第 8 版）. 南京：江苏凤凰科学技术出版社，2017：1081 – 1086.

[2] 中国医师协会神经外科医师分会，中国神经创伤专家委员会. 中国颅脑创伤外科手术指南. 中华神经创伤外科电子杂志，2015，1（1）：59 – 60.

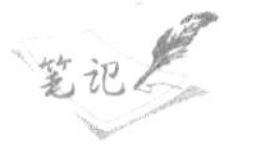

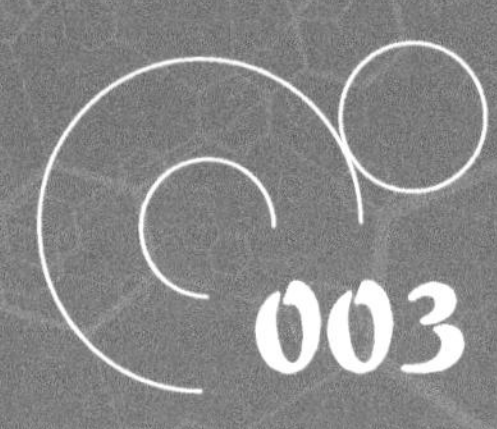

003 前颅窝骨折伴脑脊液漏一例

病例介绍

患者男性，30 岁。车祸外伤后送到我院急诊。伤后患者伴有一过性意识障碍，头痛，恶心呕吐。

急诊查体：神志清楚，查体合作，言语正常，双眼视物正常。左侧眼睑及眼球红肿，双侧瞳孔等大正圆，直径约 3.0mm，光反应阳性。左侧额部发髻外伤口处敷料包扎。偶有右侧鼻孔流淡红色液体。左侧上肢可自主活动，右侧上肢远端石膏固定，左侧下肢石膏固定，右侧下肢可自主活动。急诊查头 CT 提示筛窦、蝶窦积液，颅内积气（图 3.1）。初步诊断：多发性创伤；颅底骨折，颅内积气，脑脊液鼻漏，全身多发性骨折。骨科医生会诊后收入骨科病房。患者偶有躁动，给予抗炎药物、甘油果糖静滴，

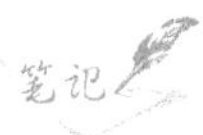

床头抬高 30°。患者入院后第 3 日，头痛剧烈，复查头 CT 示颅内积气较前增多。给予暂停甘油果糖，适度镇静镇痛，患者头痛好转。伤后第 7 日复查头 CT 颅内积气吸收。患者鼻腔无液体流出（图 3.2）。

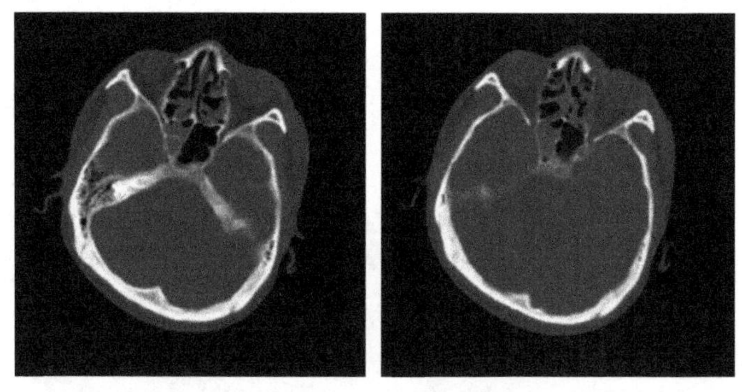

图 3.1　筛窦及右侧蝶窦积液

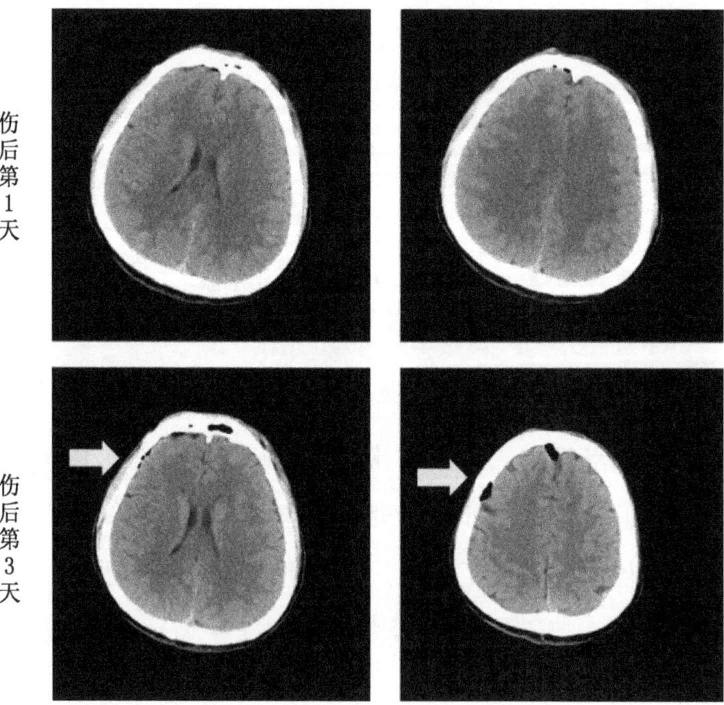

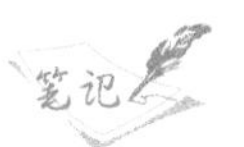

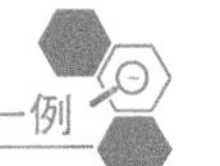

伤后第7天

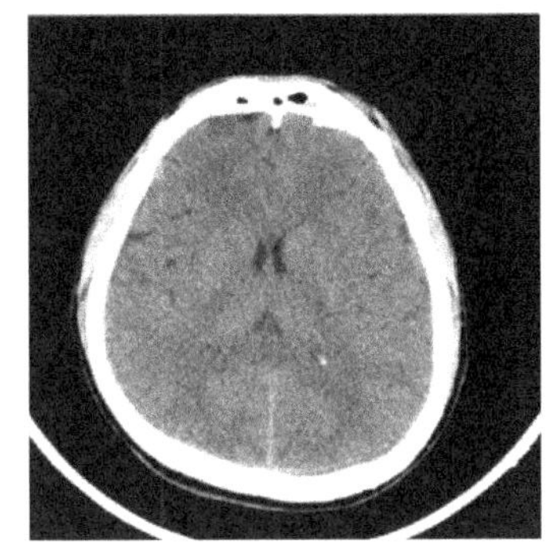

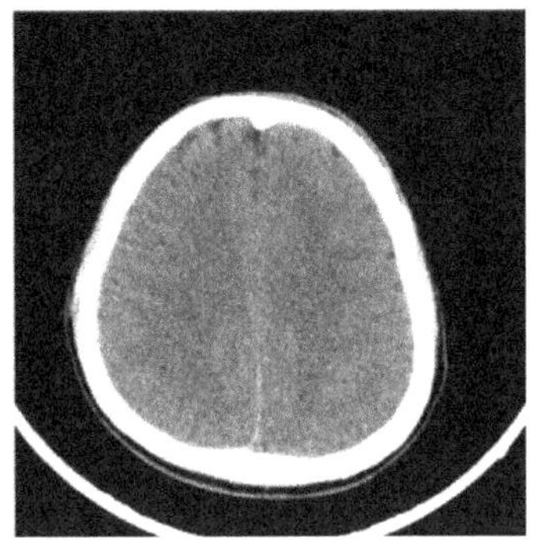

图 3.2　头 CT，伤后第 1 天少许颅内积气。伤后第 3 天，颅内积气增加。伤后第 7 天，颅内积气基本吸收

病例分析

脑脊液漏是颅脑损伤的严重并发症，其发生率为 2%～9%。脑脊液鼻漏则多见于前颅底骨折，发生率高达 39%。脑脊液鼻漏患者，多在 5～7 天内蛛网膜、硬脑膜、粘膜均可自行修复，从而自愈。当患者存在脑积水，颅内压增高会导致脑脊液鼻漏不易自愈，另外瘘口大不易自愈。当颅底骨折伴有颅底骨质（如筛板、额窦内壁及蝶骨平台）下陷，神经组织（如嗅神经及周围额叶）下疝嵌顿，鼻窦局部粘膜和硬脑膜不易自行修复，同时疝入脑组织缺乏血运，局部蛛网膜也难修复。脑脊液漏不愈合，可导致颅内感染，反复发作性脑膜炎。

关于脑脊液漏诊断，颅骨 X 线可以了解有无鼻骨或岩骨骨折；扫描有助于发现有无气颅，通过窗位观察颅底骨折；脑池造影可以观察漏口部位，但有较多的造影剂进入蛛网膜下腔时，可致患者头疼，抽搐，甚至昏迷。薄层冠状位 CT 扫描可以显示颅底骨折的准确位置。磁共振（MRI）可以明确是否有脑组织下疝。

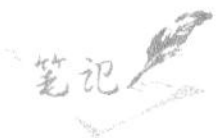

大多数脑脊液漏患者经体位休息可获治愈。对于脑脊液漏，首

先应严格卧床休息，头部抬高30°，卧向患侧。保持鼻腔和耳道的通畅，禁止堵塞。应叮嘱患者尽量减少引起颅内压升高的动作，如用力屏气、咳嗽、擤鼻、排便等，可给予镇咳、通便药物对症治疗。预防性应用抗生素。对于超过1个月的脑脊液漏未自愈的患者，通常需要手术。手术方式包括开颅颅底修补和经鼻内镜手术。开颅手术的优点是显露范围广，能够充分探查手术区域，缺点是创伤大，可能造成嗅觉、听力丧失等。对术中发现的骨质缺损，可使用骨水泥、脂肪、肌肉等组织填塞封闭。硬膜小漏口可直接缝合，缺损较大时则需修补，修补材料源于自体筋膜组织。可使用纤维蛋白组织黏合剂或水凝胶增加修补的牢固性和水密性。内镜手术创伤小，可减少住院时间，利于患者恢复，可以达到直视手术难以达到的“死角”，但显露范围有限，仅适用于蝶鞍、鞍旁、经筛板或经乳突气房等小部分的漏。手术后切口漏常常是颅内高压导致，除伤口清创、缝合、皮下积液局部引流外，往往还需结合腰大池引流才能使漏口愈合。

病例点评

①脑脊液漏患者应避免躁动，剧烈咳嗽。可以适当应用止咳药物或镇静镇痛药物。②是否应用降颅压药物应依据病情而定，无颅内压增高患者，慎用甘露醇、甘油果糖等降颅压药物，避免颅内压力过低，导致颅内积气，甚至颅内炎症。

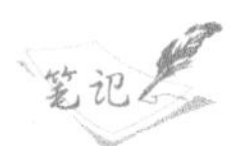

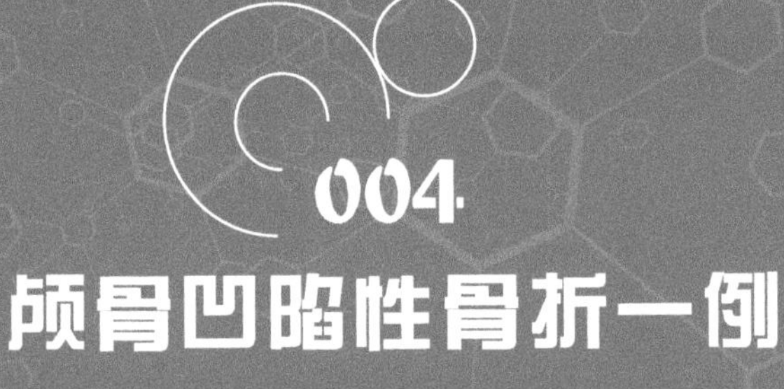

颅骨凹陷性骨折一例

病例介绍

患者男性，34 岁。被人用钝性物体击打头部后送到我院急诊。伤后患者无意识障碍，无抽搐。偶有头痛，无恶心呕吐。

急诊查体：神志清楚，查体合作，言语正常，双侧瞳孔等大正圆，直径约 3.0mm，光反应阳性。四肢可自主活动。左侧顶部可见头皮裂伤。急诊查头 CT 示左侧顶叶脑挫裂伤；外伤性蛛网膜下腔出血，左侧顶骨凹陷性骨折（图 4.1A、图 4.1B）。急诊拟行清创缝合术，消毒备皮后打开伤口，可见少许骨片刺破硬脑膜，同时伴有脑脊液漏。后转至手术室，全麻下清除破损骨片，严密缝合硬脑膜（图 4.1C）。回到病房后给予抗炎、营养脑神经、抗癫痫治疗，术后 10 日伤口拆线，顺利出院。未留有后遗症。

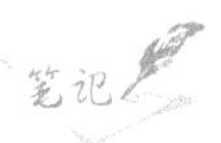

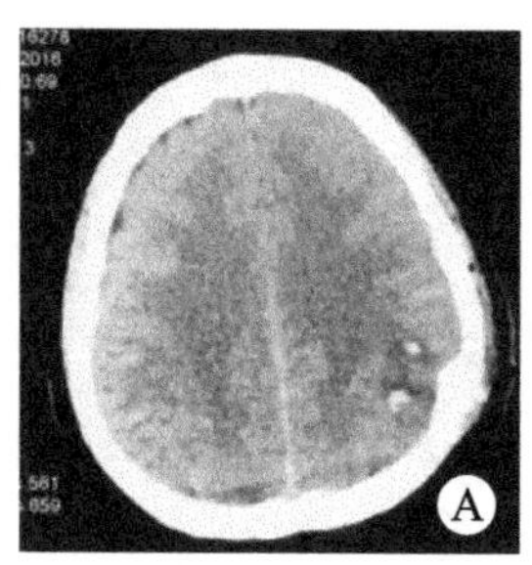
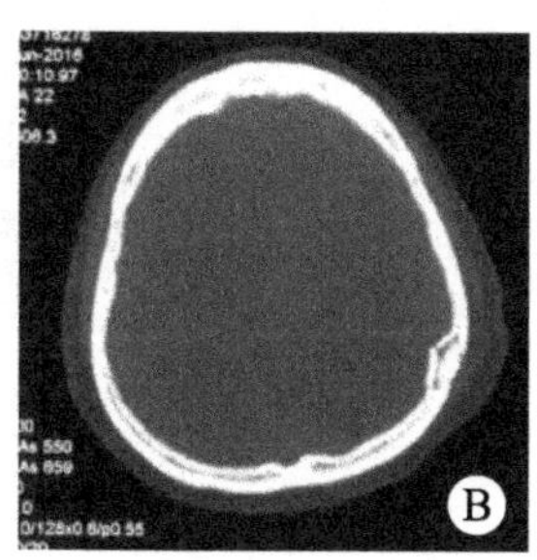
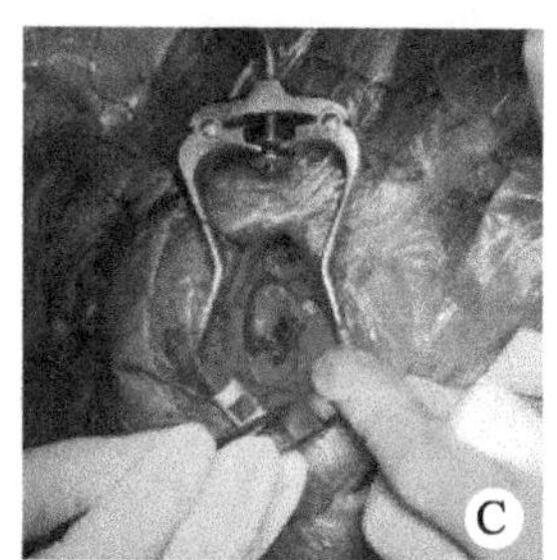

注：图 A，头 CT 可见左侧顶叶脑挫裂伤。图 B，头 CT 骨窗可见左侧顶骨凹陷性骨折。图 C，术中照片，可见硬脑膜破裂。

图 4.1　头 CT 及术中照片

病例分析

闭合性颅脑损伤中有颅骨骨折者占 15%～20%。颅骨骨折始终与颅内损伤、较高的神经功能缺失发生率，以及较差的疗效有关。颅骨骨折的重要性常常并不在于骨折本身，而在于可能同时存在的脑膜、脑、颅内血管、和颅内神经的损伤。按照骨折形态，颅骨骨折可分为线性骨折、凹陷骨折、粉碎骨折、洞形骨折。粉碎骨折多呈凹陷性，一般列入凹陷骨折。在一些研究中，凹陷性颅骨骨折可以并发在 6% 的头部创伤中，可以引起明显的致残率和病死率。颅骨相对解剖关系复杂，结构重叠多，常规的 X 线片及二维 CT 扫描对其诊断有一定局限性。常规 CT 只能在某个断层上显示二维图像信息，临床医生根据其做出是否手术及手术方案时，需要综合多层图像在脑海中形成立体图像，对手术医生的经验水平要求很高，由于个人的思维及想像不同，就会或多或少对病变产生偏差，直接导致治疗效果的不确定性。螺旋 CT 的 3D 处理在常规诊断颅骨骨折的基础上，经 CT 多薄层扫描后，用专门的计算机软件综合处理，将各断层信息重建成三维立体图像，从而为神经外科医生术前制定合

笔记

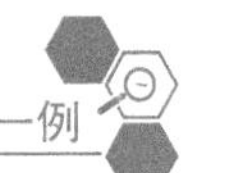

理治疗方案提供直观可靠的依据。

开放性凹陷性骨折需要外科清创和复位治疗，主要目的是尽量减少感染的发生。单纯闭合性凹陷性颅骨骨折也需要手术修复，在理论上能美化外观、减少创伤后癫痫的晚期发作，以及减少持续的神经功能缺损。然而，尽管在实践及理论上合理，但仅有少数文献支持这些治疗策略。对于单纯闭合性凹陷性骨折是否需要手术，意见尚不一致。目前一般认为：凡凹陷深度 >1cm；位于重要功能区；骨折片刺入脑内；骨折引起瘫痪、失语等功能障碍或局限性癫痫应行手术。开放性凹陷性骨折因担心感染，多选择一期清创，二期手术行颅骨修补成形术。闭合性骨折手术方法包括：骨折片撬拨复位，碎骨片连接后原位固定，凹陷骨折的骨瓣取下整复，颅骨代用品（如钛网）作一期颅骨成型，凹陷骨折片的切除等。

病例点评

①开放性凹陷性骨折应尽早进行清创缝合术。②术中若是存在硬脑膜破损，应严密缝合。

笔记

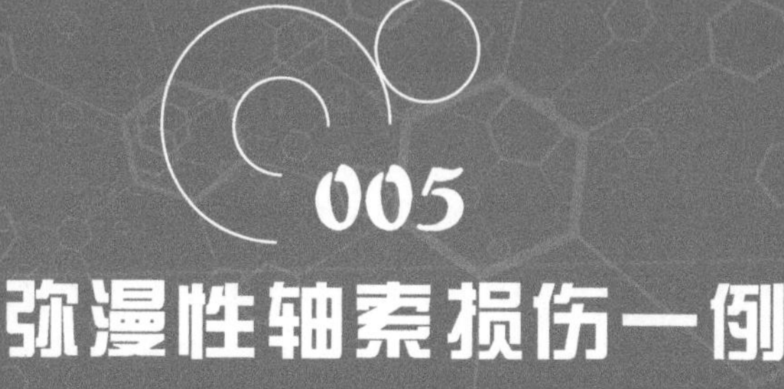

005 弥漫性轴索损伤一例

病例介绍

患者男性，17 岁。以“车祸致头部外伤后意识不清 4 小时”为主诉入院。患者 4 小时前因车祸致头部外伤，伤后意识不清，救护车送至急诊，既往病史不详。

急诊查体：T 37.3℃，P 70 次/分，RR 18 次/分，Bp 160/90mmHg。神志昏迷，GCS 6 分，双侧瞳孔等大，直径约 3.0mm，光反应迟钝，鼾声呼吸，节律尚可。胸腹查体未见明显异常。双侧肢体刺痛过伸，双侧 Barbinski 征阳性。

辅助检查：头 CT 未见颅内明显出血改变。颈胸腹部 CT 未见明显异常，血常规、生化、凝血等未见明显异常。入院后完善颅脑 MR、T_2、DWI、Flair 均可见颅内多发异常密度影（图 5.1）。

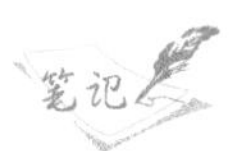

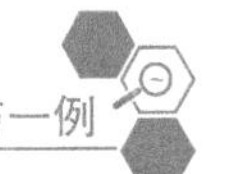

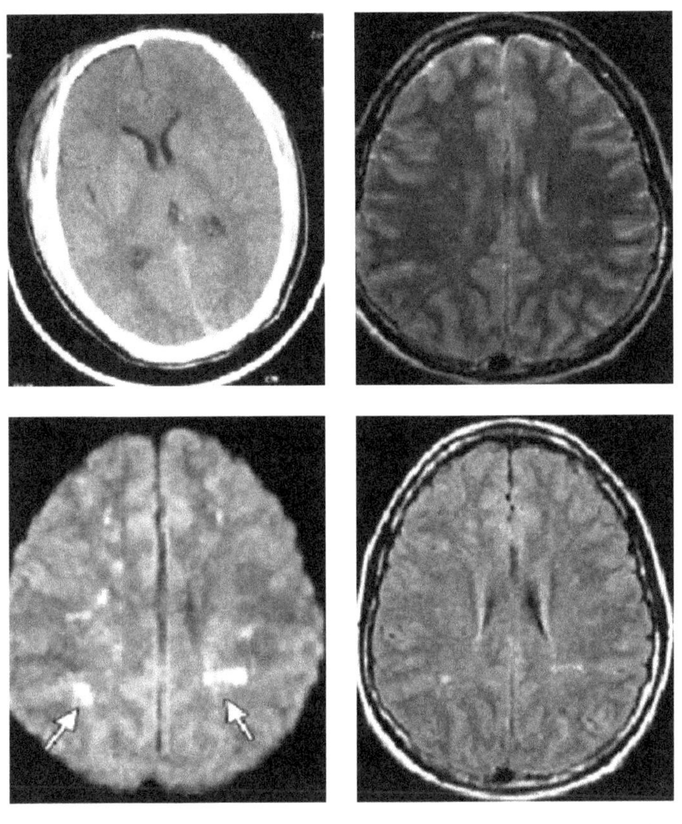

图 5.1 患者伤后 4 小时头 CT 及伤后 6 小时颅脑 MR 平扫

入院诊断：重型颅脑损伤、弥漫性轴索损伤。患者诊断明确，给予面罩吸氧，心电血压血氧监护，抗炎，抑酸，降颅压，营养神经等对症支持治疗。患者伤后 18 小时血氧下降，呼吸节律紊乱，给予气管插管，呼吸机辅助通气，伤后 3 天行气管切开，继续对症支持治疗。经重症护理 1 个月后，病情略有好转，GCS 9 分，转回当地医院继续治疗。

病例分析

弥漫性轴索损伤（diffuse axonal injuries，DAI）是头部旋转性外力所产生的脑部剪应力和牵张力撕裂神经元轴突，使其形成回缩

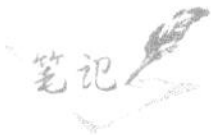

球。近期有学者发现，直线加速损伤也可导致 DAI。有不少学者认为轴突回缩球并非是外力直接作用所致，远端轴突与神经元有逐步分离过程，神经元细胞质部分流到轴突受损外，并反流加剧轴突肿胀行程回缩球。

病理改变：弥漫性轴索损伤的主要部位在脑的中央，如大脑半球的白质、胼胝体、脑干和小脑上下脚等，常出现多发性损伤、出血和肿胀。显微镜下检查，可在伤后 24 小时（最早 6 小时）后出现轴突肿胀和轴突回缩球（图 5.2、图 5.3）。在伤后 3 天，轴突回缩球更多且典型，神经纤维肿胀、扭曲明显，表现粗细不均匀，轴突周围水肿加重。伤后 7 天以上，病例改变仍然严重，到伤后数周或数月，轴突出现变性，微胶质形成，脑白质萎缩，脑室扩大积水。

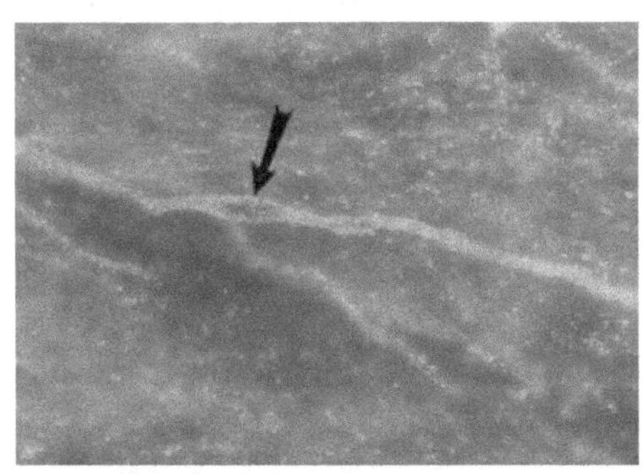

图 5.2　伤后 3 小时内局灶性轴突肿胀（箭头）

点状出血或 Strich 出血常提示严重的 DAI。常发生于脑加速力最大的区域，并造成小血管破裂。胼胝体、三脑室（丘脑、穹窿柱和前脸和）、内囊、基底核、脑干背外侧和小脑上角为 Strich 出血的最常见区域。

临床表现：

1. 有明确的外力作用，可以是旋转力、直线加速力等。

2. 伤后立即昏迷，无中间清醒期，昏迷程度按 GCS 评分为 4 ~

笔记

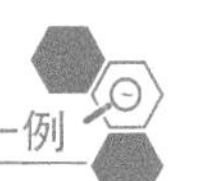

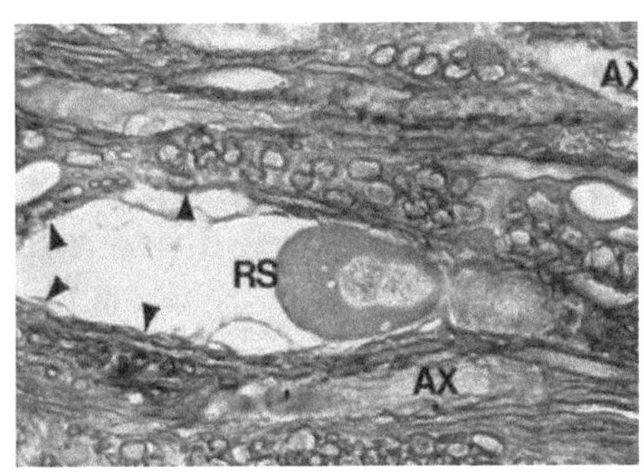

图 5.3 损伤后 24 小时，反应性轴突肿胀（RS）由一个膨胀和变薄的髓鞘（箭头）包围

10 分，昏迷时间长，伴有脑血肿者，及时清除血肿后，意识仍不易恢复。

3. 神经系统检查无明确的定位体征。

4. 头 CT 显示大脑半球实质内、胼胝体、脑干及小脑等处有多发性小出血灶或伴有脑组织弥漫性肿胀、脑室缩小、环池消失，但中线无明显移位。

5. 治疗效果较差，部分患者出现严重的神经功能障碍和长期植物生存状态。

治疗：

1. 保持呼吸道通畅及充分给氧，必要时气管插管，呼吸机辅助通气，应用抗生素预防肺部感染。

2. 给予甘露醇或呋塞米（速尿）、白蛋白降低颅内压力。

3. 24 小时内大剂量应用激素，同时应用防止并发症药物。

4. 发热患者应给予物理降温，以保护脑组织。

5. 维持离子平衡。

6. 手术治疗：去骨瓣减压或脑脊液外引流以解决颅内压顽固性增高。

7. 应用神经营养药物，促进轴突修复。

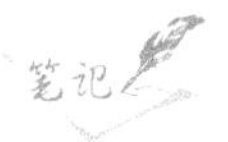

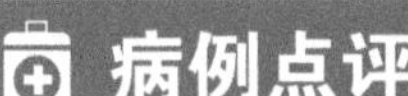

病例点评

DAI 是常见弥漫性脑损伤，昏迷时程较长，轴索伤的程度和部位是神经功能恢复的重要决定因素。Adsms 等人通过建立灵长类脑创伤模型，用神经病理学结果建立了 DAI 的分级体系（表 5.1）。高分级的 DAI 患者昏迷时间长且遗留的神经缺损也越严重。对于重度 DAI，要尽早行气管切开、呼吸机辅助呼吸及亚低温治疗。重度 DAI 死亡率高，所以救治工作应仔细认真，要有长期的打算，且护理工作显得尤为重要。同时，密切注意防治各种并发症。

表 5.1　DAI 神经病理学分级

级别	损伤部位
Ⅰ	大脑半球矢状窦旁白质的轴索损伤
Ⅱ	除Ⅰ外还有胼胝体局灶性损伤
Ⅲ	除Ⅱ外要有大脑脚的损伤

参考文献

[1] Jenkins J T，Larry P. Are the Pathobiological Changes Evoked by Traumatic Brain Injury Immediate and Irreversible. Brain Pathology，1995（5）：415－426.

[2] Jt P，Cw C. The Pathobiology of Traumatically Induced Axonal Injury in Animals and Humans：A Review of Current Thoughts. J Neurotrauma，1995，12（4）：555－64.

[3] Jh A，Ford D D. Diffuse axonal injury in head injury：definition，diagnosis and grading. Histopathology，1989（15）：49－59.

笔记

006

外伤后脑积水一例

病例介绍

患者女，42 岁。5 个月前被机动车撞伤，伤及头部及右下肢，于当地医院保守治疗 2 个月后出院。近 1 个月来，患者出现神志淡漠，智力下降，记忆力减退，反应减慢。饮食睡眠尚可，体重无明显下降，无二便失禁，遂来我院就诊。复查颅脑 CT 及颅骨 3D－CT 提示交通性脑积水，脑室额角比率 >0.3，左侧颞叶脑软化灶，颅骨骨折（图 6.1），收入病房后进一步诊治。

查体：患者神志恍惚，查体问答欠配合，智力下降，左眼不能自行睁眼，双侧瞳孔等大，d＝4.0mm，光反射迟钝。右侧肢体活动可，肌力Ⅴ级，左上肢活动欠灵活，肌力Ⅳ级，左下肢伤后骨化性肌膜炎，无法查体。无法行走。入院后完善颅脑 MR 平扫检查示

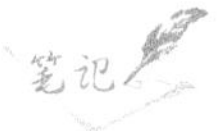

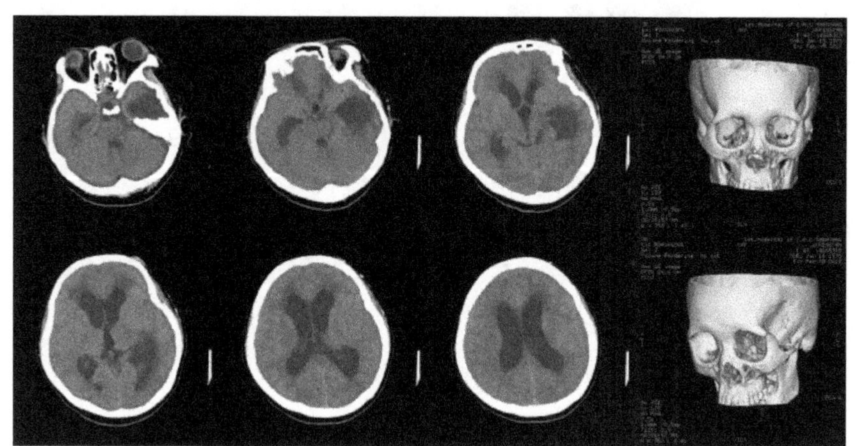

图 6.1 入院前，颅脑 CT 及颅骨 3D－CT 示：双侧脑室扩张，可见双侧脑室额角低密度影，脑室颞角开放，脑室额角比率 >0.3，左侧颞叶软化灶，左侧颞部颅骨骨折

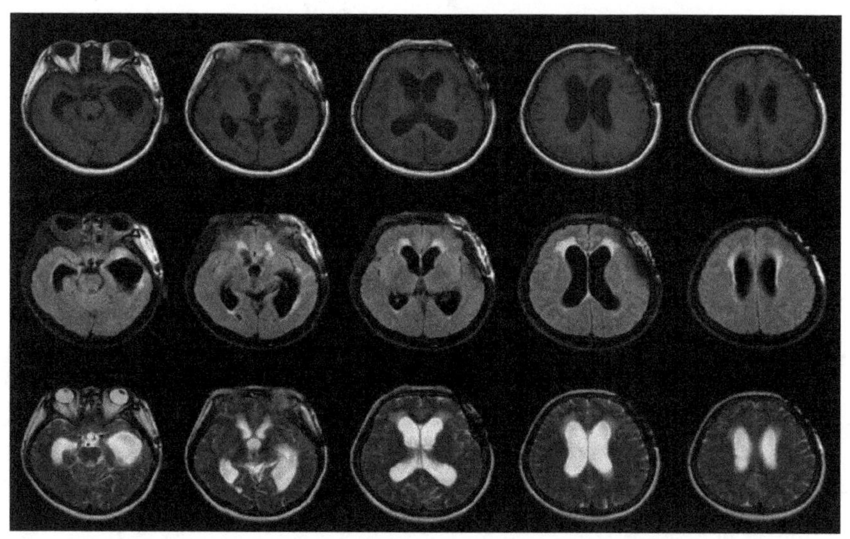

图 6.2 入院后，颅脑 MR 平扫示：交通性脑积水，脑室额角比率 >0.3，脑室旁可见间质渗出，左侧颞叶脑软化灶，左侧颞部外伤

交通性脑积水，脑室额角比率 > 0.3，左侧颞部脑软化灶（图 6.2）。完善眼底检查可见视神经乳头水肿。腰穿测压为 170mmH_2O，脑脊液常规无异常。使用甘露醇后症状较前缓解。随后，全麻下行

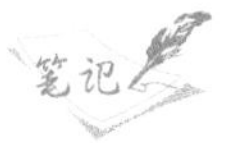

侧脑室腹腔分流术。术后患者症状好转，神志转清，查体配合。术后 3 日复查头 CT 见引流管位置满意，无颅内出血等情况（图 6.3）。术后第 8 日平稳出院。

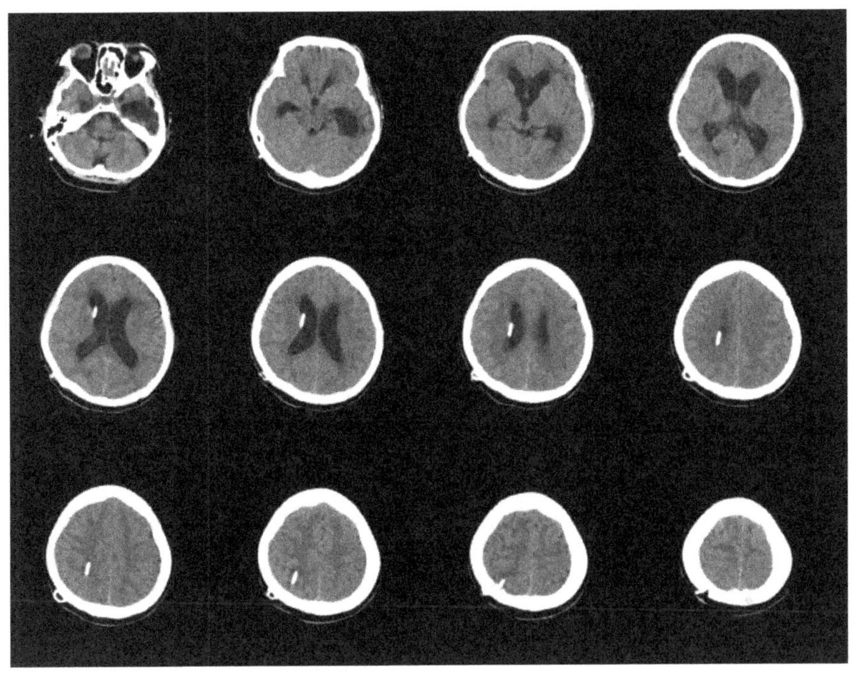

图 6.3 术后 3 日，颅脑 CT 示脑室分流术后，脑室较前缩小，引流管位置满意，无颅内出血

病例分析

定义：外伤性脑积水（post - traumatic hydrocephalus）大多由颅脑外伤后引起蛛网膜下腔出血，大量的血性脑脊液对脑膜产生刺激，引起无菌性炎症，在蛛网膜与软脑膜之间发生粘连，甚至堵塞蛛网膜颗粒，造成脑脊液循环和吸收障碍，而导致脑脊液在脑室系统和（或）蛛网膜下腔积聚，使脑室扩大、脑实质相应减少，称外伤性脑积水。

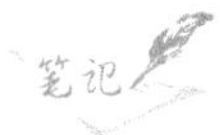

发生机制：1. 持续高颅压；2. 蛛网膜下腔出血；3. 颅内感染；4. 导水管周围及小脑水肿；5. 创伤前脑室大；6. 颅脑损伤合并环枕损伤；7. 脑室出血；8. 双侧慢性硬膜下血肿或积液。

危险因素：国外的报道中，创伤性脑积水的发生率为 0.7% ~ 45.0%。不同年龄的脑积水发生率有明显差别，年龄越大发生率越高，其原因推测可能与年龄大者脑室顺应性下降，代偿能力较差，以及脑膜纤维化，脑脊液吸收潜力下降有关。此外 Yoshioka 等认为高龄患者蛛网膜下腔宽大，容易积聚较多的血凝块，故对脑脊液循环的影响较大。关于创伤性脑积水在性别上的发生率，差别不明显。GCS 评分越低，脑积水发生率越高，其中 GCS 3 ~ 5 分患者脑积水发生率高达 18.99%；GCS 评分低的患者往往是严重脑挫伤、颅内血肿、广泛的蛛网膜下腔出血患者，严重的高颅压挤压矢状窦，或血凝块阻塞造成脑脊液吸收和循环障碍，增加脑积水发生率。伴有脑室出血和弥漫性蛛网膜下腔出血的患者，脑积水发生率明显增加，其原因主要是脑室内血凝块和蛛网膜下腔出血影响了脑脊液的循环与吸收。其中，脑室出血患者因血凝块阻塞脑室系统，脑脊液循环障碍，可能造成急性脑积水；弥漫性蛛网膜下腔出血患者可能因为血细胞在蛛网膜下腔分解后，脑脊液蛋白增加，蛛网膜颗粒吸附蛋白，或产生无菌性炎性粘连，造成脑脊液吸收障碍，故形成的脑积水以慢性交通性脑积水为主。但是，有研究认为，创伤性脑积水的发生与蛛网膜下腔的脑脊液动力循环系统有关，故容易引起脑室扩大。Czosnyka 等的研究认为，开颅去骨瓣减压术虽然可以降低颅内压，减少脑脊液的循环阻力，但长时间失去颅骨的保护，影响了原来的脑脊液动力循环系统，故容易引起脑室扩大，建议对去骨瓣减压术的患者应尽可能早进行颅骨成形术。

笔记

诊断：临床表现：外伤后脑积水因发病急、缓不同，临床表现

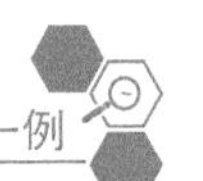

也有所不同。(1) 急性外伤性脑积水，患者颅内压持续升高，减压窗脑膨隆，脑脊液蛋白含量增加，颅内又无其他残留或迟发血肿存在，故易误诊为迁延性昏迷或植物状态。(2) 慢性外伤性脑积水，随着外伤性脑积水的出现和加重，患者在脑复苏、脑功能恢复过程中出现一个明显的进展放缓、停滞，达不到预期甚至恶化的阶段，称之为“平台期”，即在颅脑损伤急性期1~2周，随着颅内出血稳定、逐渐吸收或手术清除血肿、去骨瓣减压，加上脱水剂、脑保护剂结合亚低温、人工冬眠运用，多数患者急性颅高压得到初步控制，随后脑水肿高峰期亦逐渐消退，临床常观察到患者显著变化的生命体征渐趋稳定，且意识水平、精神状态等综合神经症状多有不同程度的好转，表现为昏迷程度变浅，吞咽功能出现，咳嗽反射增强，对痛觉、声音反应积极，躁动明显好转。对于意识醒转的患者，有注目反应，可辨认家人，对答切题，语言清晰流利，精神状态较安静，尿失禁现象好转或消失。这时，一旦出现脑积水，可使颅内压再度升高并持续存在，药物降颅压难以根本缓解，从而导致患者出现精神症状、运动（步态）障碍及尿失禁。淡漠、情绪不稳、痴呆、步态不稳、共济失调、下肢僵硬、震颤性麻痹等临床表现。偶尔尚有大、小便失禁，癫痫，情感自制力减退等综合方面恢复进展放缓甚至再度恶化。这时临床非常有必要对此现象加以合理解释并查找原因，而复查 CT 发现，引起这一现象的继发性脑损伤往往是出现了脑积水。

影像学表现：外伤性脑积水通常为交通性脑积水。头部 CT 及 MRI 的典型表现为脑室系统普遍扩大，伴脑沟正常或消失。但在病变早期仅表现为侧脑室颞角扩大和钝圆，稍后可出现额角扩大，其角顶变钝，而两内侧壁之间的夹角变锐，外侧壁的尾状核头部压迹变平。随着脑积水加重，第三脑室及侧脑室体部也扩大。

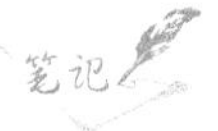

第四脑室扩大出现较晚，一旦出现，则有利于交通性脑积水的诊断。

有时脑沟、脑池扩大，尤其是侧裂池、基底池和小脑桥脑池的扩大，多数由于有关脑池的脑脊液循环不畅及蛛网膜颗粒吸收障碍所致。侧脑室旁白质内间质性水肿发生率约为40%。CT表现为不规则的低密度区；MRI T_1 加权图像上表现为低或等信号，T_2 加权图像上为高信号。如交通性脑积水病程长，室管膜形成瘢痕，影响脑脊液渗出，则白质内间质性水肿可不出现。

治疗：

手术适应证：1. 减压窗张力高，眼底检查视乳头水肿；2. 脑室大伴三主征；3. 实验性降颅压药物的应用；4. 实验性脑室外引流有效；5. 实验性腰大池外引流有效；6. ^{99m}TC 腰穿注射全脑 γ 照相；7. cine MRI 检查。

手术术式的选择：1. 分流术式40余种，尤其以脑室腹腔分流（V－P shunt）最多见，其他如脑室心房分流（V－A shunt）、腰椎蛛网膜下腔－腹腔（L－P shunt）、脑室－膀胱分流、脑室－矢状窦分流、侧脑室－枕大池分流（Torkildsen's shunt）等；2. 脑室镜治疗包括终板造瘘术，透明隔造瘘术，脑室内囊肿切除术，导水管闭锁造瘘术等。

效果及预后：

效果判定：1. 临床症状和体征的缓解；2. 脑室系统回缩。

术后并发症及失败原因：1. 分流过度；2. 感染（局部感染和脑脊液感染）；3. 中脑导水管综合征；4. 分流系统堵塞；5. 分流不适应（头痛、腹胀、乏力、尿崩）；6. 脑脊液高蛋白；7. 分流系统选择不当；8. 分流管断裂。

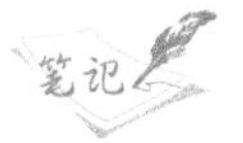

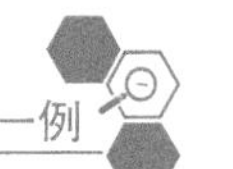

病例点评

1. 该患者5个月前有明确头部外伤史，左侧颞叶的脑挫裂伤。近1个月来，患者出现神志淡漠，智力下降，记忆力减退，反应减慢。饮食睡眠尚可，体重无明显下降，无二便失禁。符合脑积水临床表现。

2. 影像学检查：颅脑CT提示交通性脑积水，脑室额角白质密度降低。颅脑MR平扫检查示交通性脑积水，脑室额角比率 >0.3，可见间质渗出，更支持脑积水的诊断。

3. 眼底检查示双侧视神经乳头水肿，腰穿测压为170mmH_2O，降低颅内压的药物（甘露醇）应用症状缓解，提示该患者属于脑室腹腔分流术的适应证。

4. 根据腰穿压力选用中压泵，进行脑室腹腔分流术。

5. 脑外伤的患者清醒后，又出现淡漠、情绪不稳、痴呆、步态不稳、共济失调、下肢僵硬、震颤性麻痹等临床表现，高度怀疑出现脑积水，积极复查颅脑CT及颅脑MR。

笔记

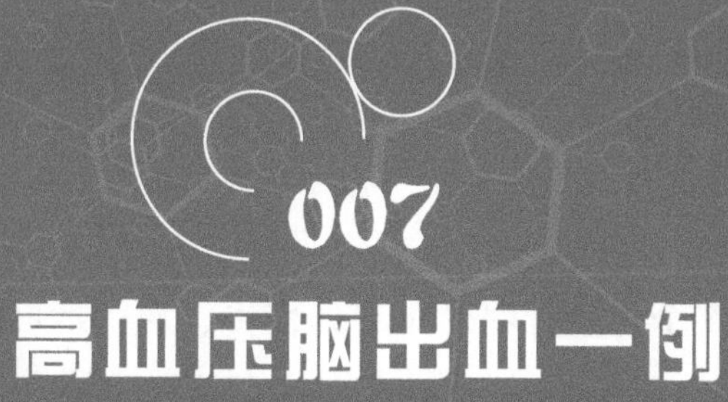

007 高血压脑出血一例

病例介绍

患者男性，70 岁。突发右侧肢体活动障碍 3 小时来院。既往高血压病史多年。

急诊查体： 嗜睡，GCS 评分 11 分，右侧肢体肌力 0 级。颅脑 CT 平扫显示左侧基底节区不规则形血肿影，血量 30 ~ 40ml，左侧侧脑室受压变形，中线结构基本居中（图 7. 1）。急诊行左颞部钻孔左侧基底节区血肿引流术。患者手术后病情平稳，术后 1 天复查颅脑 CT 平扫：血肿引流满意（图 7. 2），术后 3 天拔除引流管。术后第 8 天复查颅脑 CT 平扫显示：颅内血肿已完全吸收（图 7. 3）。术后 11 天患者转入康复科继续治疗。

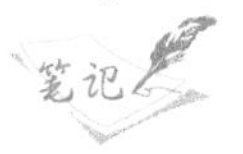

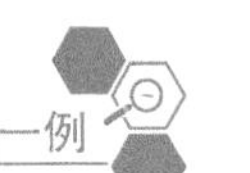

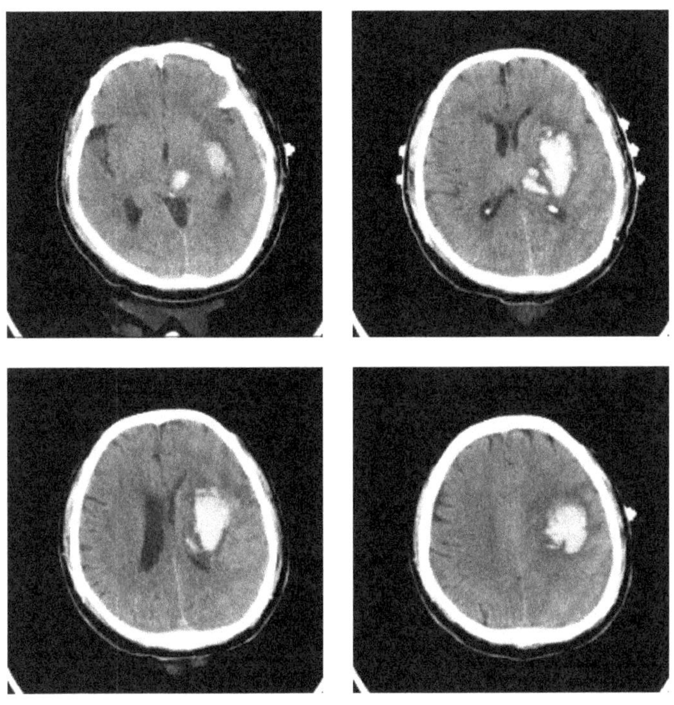

图 7.1　术前定位颅脑 CT 平扫

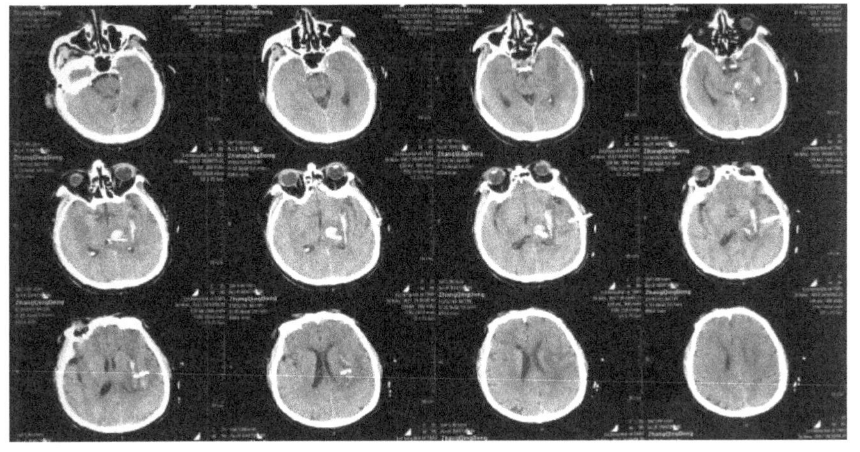

图 7.2　术后第 1 天复查颅脑 CT 平扫，显示血肿引流满意，残留血肿量很少

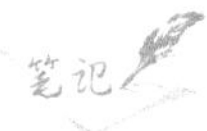

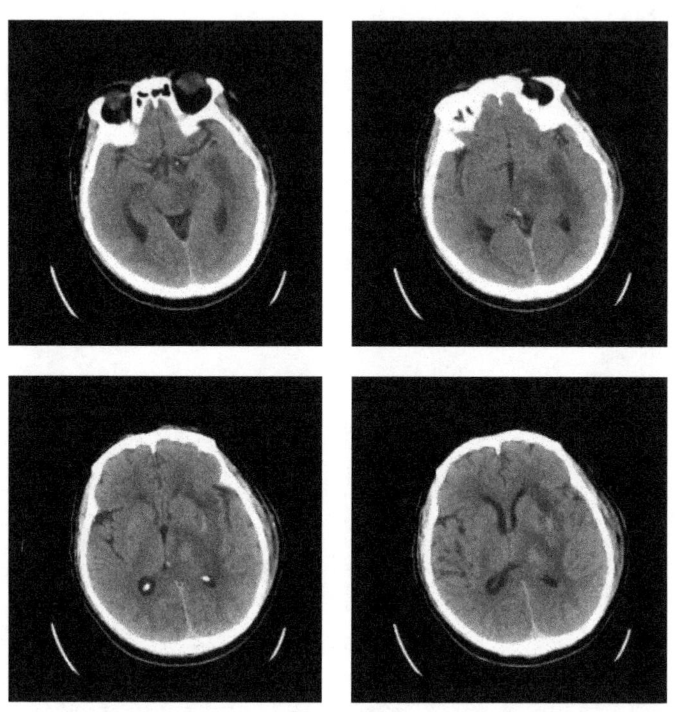

图 7.3　术后第 8 天复查颅脑 CT 平扫，显示血肿基本吸收

病例分析

高血压性脑出血是高血压病最严重的并发症之一，常发生于 50～70 岁，男性略多，冬春季易发。高血压病常导致脑底的小动脉发生病理性变化，突出的表现是在这些小动脉的管壁上发生玻璃样或纤维样变性和局灶性出血、缺血和坏死，削弱了血管壁的强度，出现局限性的扩张，并可形成微小动脉瘤。因情绪激动、过度脑力与体力劳动或其他因素引起血压剧烈升高，导致已病变的脑血管破裂出血所致。其中豆纹动脉破裂最为多见，其他依次为丘脑穿通动脉、丘脑膝状动脉和脉络丛后内动脉等。血压增高是其根本原因，通常在活动和情绪激动时发病。绝大多数学者认为长期高血压可使

笔记

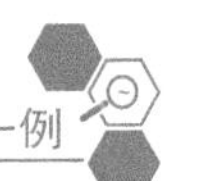

脑动脉发生玻璃样变性，先使血管内膜下基质肿胀，内膜下有脂质沉淀，在内膜与内弹力层之间形成无结构物质，弹力降低，脆性增加。血管壁张力丧失并有纤维素性坏死，产生局部动脉在血压冲击下呈纺锤体或球状凸出，即粟粒状动脉瘤，血液还可侵入管壁而形成夹层动脉瘤。当血压骤然升高时，动脉瘤破裂引起出血。另外，高血压还可引起脑小动脉痉挛，导致远端脑组织缺血、缺氧、坏死，产生出血。此外，脑内动脉壁薄弱，中层肌细胞及外膜结缔组织少，且无外弹力层，可能导致高血压脑出血多于其他内脏出血。

高血压性脑出血常在活动时、激动时、用力排便时等发病，起病急骤，往往在数分钟或数小时内病情发展到高峰。临床表现视出血部位、出血量、全身情况等因素而不同。一般发病为突然出现剧烈头痛，恶心、呕吐，并且多伴有躁动、嗜睡或昏迷。血肿对侧出现偏瘫。瞳孔的变化，早期两侧瞳孔缩小，当血肿扩大，脑水肿加重，遂出现颅内压增高，引起血肿侧瞳孔散大等脑疝危象，出现呼吸障碍，脉搏减慢，血压升高。随后即转为中枢性衰竭。头颅 CT、或磁共振扫描可明确出血部位、出血量及出血周围脑组织水肿情况。中老年高血压患者在活动或情绪激动时突然发病，迅速出现偏瘫、失语等局灶性神经功能缺失症状，以及严重头痛、呕吐及意识障碍等，常高度提示脑出血可能，CT 检查可以确诊。积极合理的治疗可挽救患者生命、减少神经功能残疾程度和降低复发率。

1. 内科治疗：患者卧床，保持安静。重症须严密观察体温、脉搏、呼吸和血压等生命体征，注意瞳孔和意识变化。保持呼吸道通畅，及时清理呼吸道分泌物，必要时吸氧，动脉血氧保护度维持在 90% 以上。加强护理，保持肢体功能位。意识障碍和消化道出血者

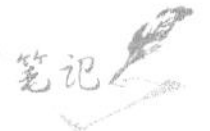

宜禁食24～48小时，之后放置胃管。(1) 控制高血压：对高血压性脑出血，应及时应用适当的降压药物以控制过高的血压。但降压不可过速、过低。急性脑出血时血压升高是颅内压增高情况下保持正常脑血流的脑血管自动调节机制，降压可影响脑血流量，导致低灌注或脑梗死，但持续高血压可使脑水肿恶化。舒张压降至约100mmHg水平是合理的，个体对降压药异常敏感。急性期后可常规用药控制血压。(2) 控制脑水肿，降低颅内压：脑出血后48小时水肿达到高峰，维持3～5日或更长时间后逐渐消退。脑水肿可使颅内压增高和导致脑疝，是脑出血主要死因。故降低颅内压是脑出血急性期处理的重要环节。常用20%甘露醇、50%甘油盐水和利尿药如速尿等；或用10%血浆白蛋白。甘露醇的脱水作用迅速，但要监测肾功能，防止肾功能损害。(3) 止血药和凝血药：一般认为脑内动脉出血难以药物止血，出血部位发生再出血亦不常见，通常无须用抗纤维蛋白溶解药。如需给药可早期（<3小时）给予抗纤溶药物如6－氨基己酸、止血环酸等。立止血也推荐使用。脑出血后凝血功能评估对监测止血治疗是必要的。(4) 保持营养和维持水电解质平衡：每日液体输入量按尿量＋500毫升计算，高热、多汗、呕吐或腹泻的患者还需适当增加入液量。注意防止低钠血症，以免加重脑水肿。(5) 并发症防治：①感染：老年患者合并意识障碍易并发肺部感染，尿潴留或导尿易合并尿路感染，可根据经验、痰和尿培养、药物敏感试验等选用抗生素治疗；②应激性溃疡：可引起消化道出血，可用H2受体阻滞剂预防，如甲氰咪呱静脉滴注，雷尼替丁洛赛克口服；若发生上消化道出血可用去甲肾上腺素加冰盐水口服，云南白药口服，保守治疗无效时可在胃镜直视下止血；③稀释性低钠血症：10%的脑出血患者可发生，宜缓慢纠正，以免导致脑桥中央髓鞘溶解症；④下肢深静脉血栓形成：常见患肢进行

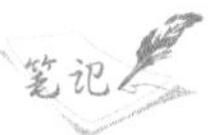

性水肿和发硬，勤翻身、被动活动或抬高瘫痪肢体可预防，肢体静脉血流图检查可确诊，可用肝素静脉滴注或低分子肝素皮下注射。

2. 外科治疗：可挽救重症患者生命及促进神经功能恢复，手术宜在发病后 6 ~ 24 小时内进行，预后直接与术前意识水平有关，昏迷患者通常手术效果不佳。(1) 手术适应证：①脑出血患者颅内压增高伴脑干受压体征，如脉缓、血压升高、呼吸节律变慢、意识水平下降等；②幕上出血≥30 毫升/小脑半球血肿量≥15 毫升，血肿破入第四脑室或脑池受压消失，出现脑干受压症状或急性阻塞性脑积水征象者；③重症脑室出血导致梗阻性脑积水；④脑叶出血，特别是脑动静脉畸形所致和占位效应明显者。(2) 手术禁忌证：脑干出血、大脑深部出血、淀粉样血管病导致脑叶出血不宜手术治疗。多数脑深部出血病例可破入脑室而自发性减压，且手术会造成正常脑组织破坏。(3) 常用手术方法：①小脑减压术：是高血压性小脑出血最重要的外科治疗，可挽救生命和逆转神经功能缺损，病程早期患者处于清醒状态时手术效果好；②开颅血肿清除术：占位效应引起中线结构移位和初期脑疝时外科治疗可能有效；③钻孔扩大骨窗血肿清除术；④钻孔微创颅内血肿清除术；⑤脑室出血脑室引流术。

3. 康复治疗：脑出血患者病情稳定后宜尽早进行康复治疗，对神经功能恢复，提高生活质量有益。如患者出现抑郁情绪，可及时给予药物（如氯西汀）治疗和心理支持。

4. 饮食宜忌：处于恢复期的患者，体质虚弱，应注意饮食调理。(1) 饮食宜清淡，宜食易消化、维生素含量高的饮食；(2) 多食白菜、萝卜等粗纤维食物，保持大便通畅；(3) 忌肥甘，戒烟酒。

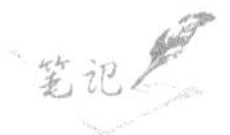

病例点评

该患者发病紧急，虽然没有昏迷，但已经嗜睡，且血肿位于基底节区，在脑水肿高峰期尚未来临的时候就已经出现对侧肢体瘫痪，如果不处理，则后期肢体康复较困难。考虑到患者的血量、意识状态，选择微创钻孔引流的手术方式。术中对血肿进行抽吸，术后通过血肿腔引流管持续引流，术后复查颅脑 CT 决定是否行导管内尿激酶注入及使用量。该患者引流满意，未应用尿激酶便早起拔管。术后于康复科进一步康复治疗。

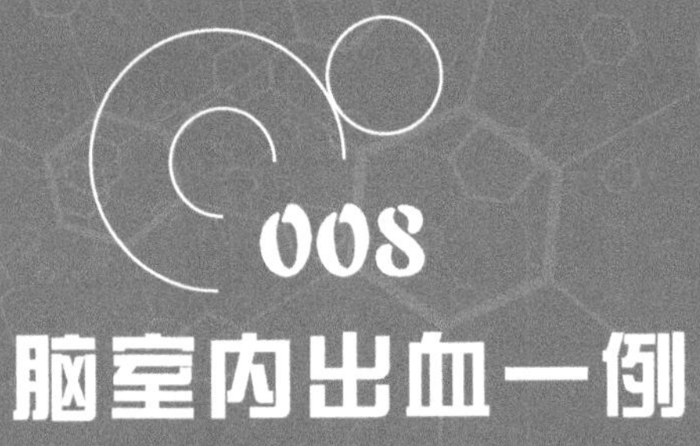

008 脑室内出血一例

病例介绍

患者女性，65 岁。突发意识不清伴呕吐胃内容物 1 小时来院。

急诊查体：意识不清，GCS 评分 9 分，神经系统检查无阳性体征。颅脑 CT 平扫显示第四脑室内见高密度血肿影，中脑导水管、第三脑室、双侧侧脑室内见高密度血肿影（图 8.1）。急诊行右额部钻孔右侧侧脑室额角外引流术。患者手术后病情平稳，术后 3 天复查颅脑 CT 平扫：脑室内血肿引流满意（图 8.2），遂拔除引流管。术后 10 天患者出院。

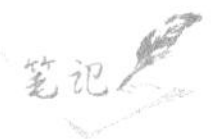

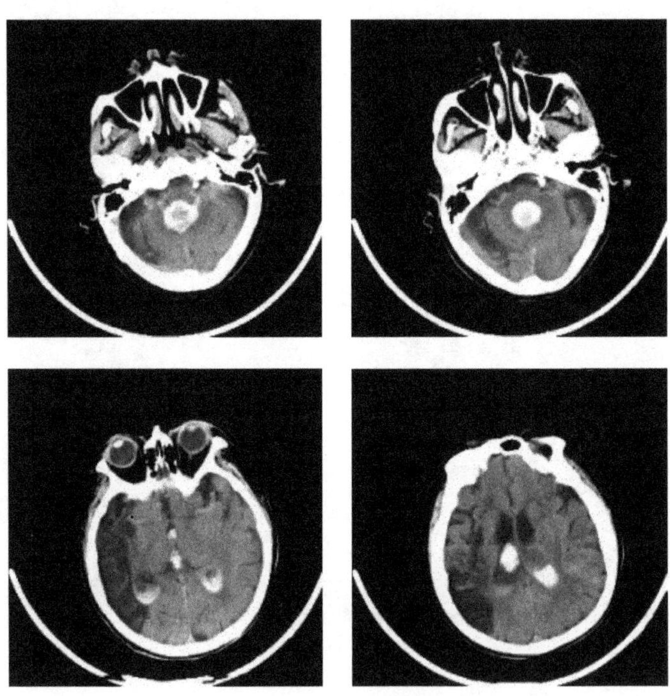

图 8.1　发病 1 小时颅脑 CT 平扫：第四脑室出血，脑室铸形

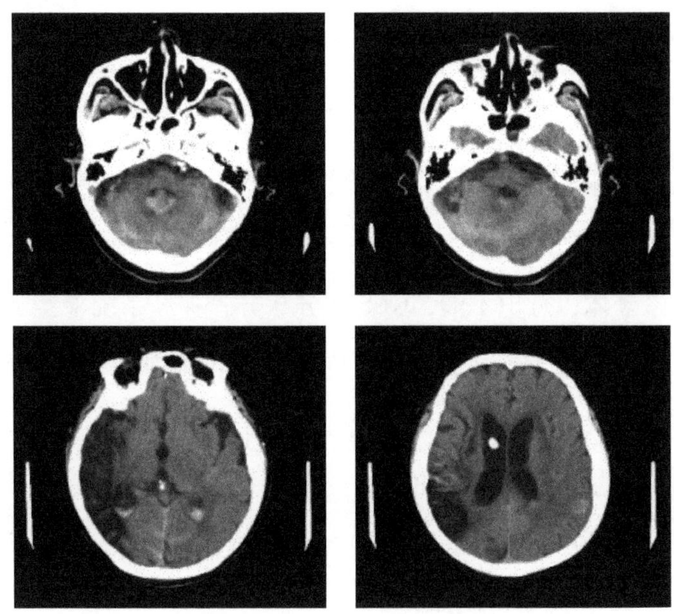

图 8.2　术后 3 天复查颅脑 CT 平扫：右侧侧脑室引流管在位，脑室内血肿引流效果满意

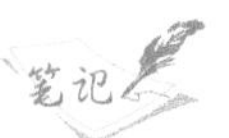

病例分析

脑室是脑内的腔隙，大脑半球内有左右各一个侧脑室。两侧丘脑和下丘脑之间的矢状裂隙叫第三脑室。延脑、桥脑、小脑之间为第四脑室。各脑室之间有小孔相通。脑室出血就是指这些腔隙出血。分为原发性和继发性两种。脑室壁上脉络动脉破裂出血叫原发性脑室出血，比较少见。脑实质内的出血破入脑室者叫做继发性脑室出血。这种出血较多见。脑室出血发生率占重型颅脑损伤的1.2%，在行CT扫描的重型颅脑外伤患者中占7.1%。多数患者在发病前有明显的诱因如情绪激动，多为急性起病，临床上除脑受损、颅内压增高及意识障碍显著之外，尚有中枢性高热、呼吸急促、去脑强直及瞳孔变化等表现。治疗多以手术为主，其预后与脑室内出血量的多少、原发脑损伤的严重程度、患者年龄的长幼及有无早期脑室系统扩大等因素均直接相关，脑室内出血死亡率为31.6%~76.6%，幸存者常残留功能缺损及智力障碍。脑室出血在临床上，除表现出脑出血的一般表现外，还常有一些特殊的表现，为血液破入脑室的标志。（1）侧脑室和第三脑室出血：①发病急骤，迅速发生深度昏迷，少数神志清楚。②呕吐、呕血。③出现双侧病理反射。④四肢肌张力增高，早期出现周期性的自发性肌紧张，去大脑痉挛或去大脑强直发作，后期四肢变成弛缓状态。⑤双侧瞳孔缩小，眼球浮动，分离性斜视。⑥常有丘脑下部受损症状，表现为体温升高，心率、脉搏先慢后快，面部充血出汗，血糖与白细胞增高。早期发生肺水肿与呼吸节律和频率的改变。⑦脑脊液压力高，呈血性。（2）第四脑室出血：常由脑干或小脑出血继发破入第四脑室，损害了延髓生命中枢，故常在数小时内死亡。在存活的

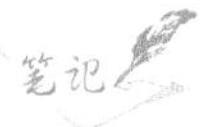

短时间内可有以下表现：①发病初期意识障碍较轻，后迅速发展为深昏迷。②呕吐，呃逆，腱反射消失，有病理反射。③高烧，体温常达40℃以上。④无反射性或自发性多动，亦无摸索与指划动作。⑤前庭反射消失。⑥早期出现肺水肿和呼吸障碍。⑦心跳徐缓，节律不齐，血压下降。⑧脑脊液为血性。

病例点评

该患者发病紧急，脑室系统梗阻，随时可能出现幕上脑积水，所以决定采取侧脑室外引流术。考虑双侧侧脑室系统交通良好，所以选择了非优势半球的右侧侧脑室形外引流术，术后引流血性脑脊液，复查颅脑 CT 提示脑室内血肿引流满意，所以未行导管内尿激酶注入，拔除引流管后，可以根据情况行腰椎穿刺释放血性脑脊液或酌情行腰大池引流术。

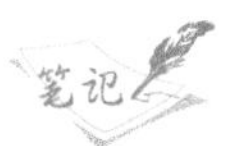

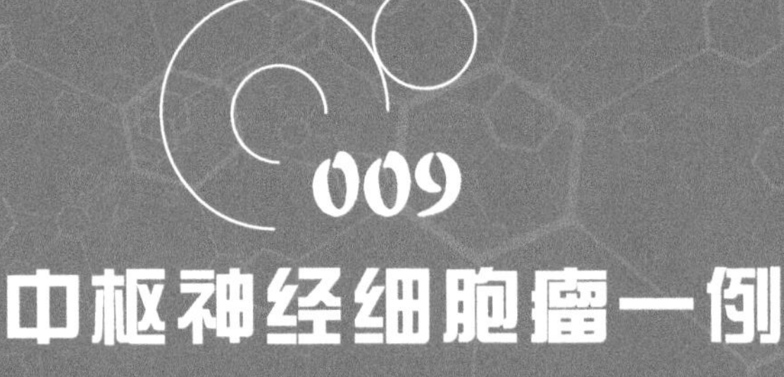

009 中枢神经细胞瘤一例

病例介绍

患者男性，37 岁。以“头痛 3 天”为主诉入院。患者自述入院前 3 天在连续开夜车后出现持续性头痛，恶心，未吐。就诊当地医院行头部检查发现颅内占位，为求进一步诊治来我院。病来无发热，饮食、睡眠及二便均可；无体重减轻。

患者既往体健。

入院查体：生命体征平稳，神清语明，双侧瞳孔等圆，d = 3.0mm，光反应灵敏，四肢肌力五级。查体未及神经系统阳性体征。

辅助检查头 MRI + C：左侧侧脑室内可见混在 T_1、T_2 团块影，大小约 6.08cm × 4.20cm，病灶呈轻度强化，局部呈明显强化；左

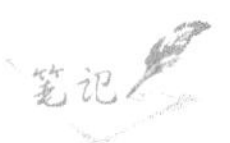

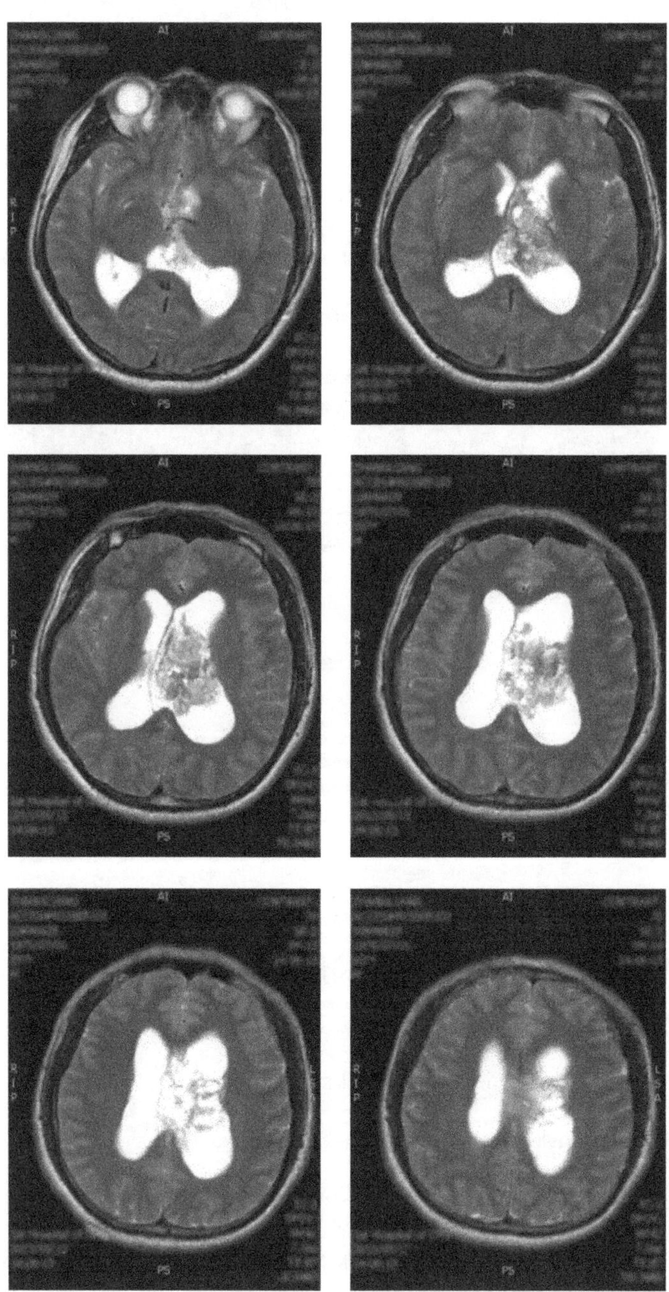
图 9.1　头 MRI－T_2 影像

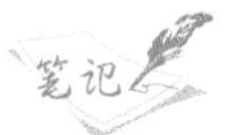

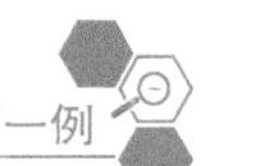

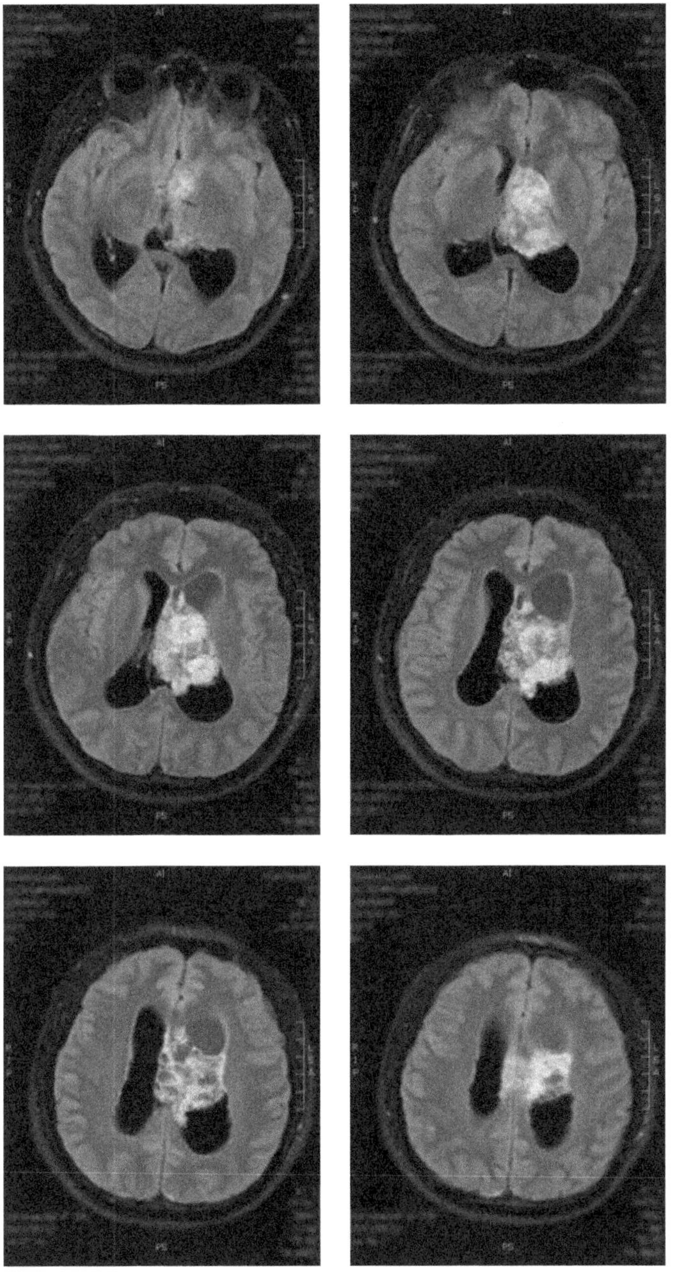

图 9. 2 头 MRI – Flair 影像

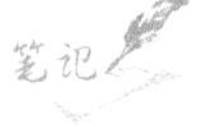

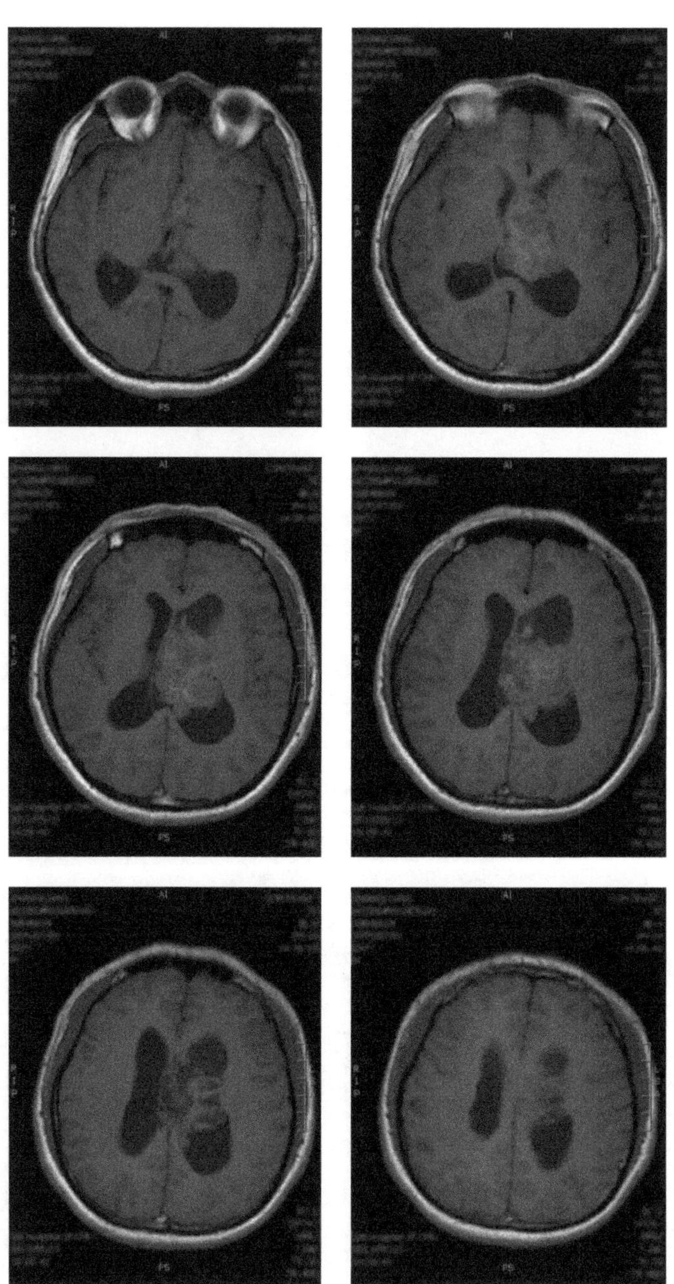

图 9.3　头 MRI－T_1 影像

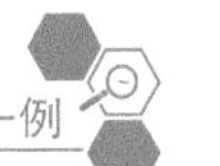

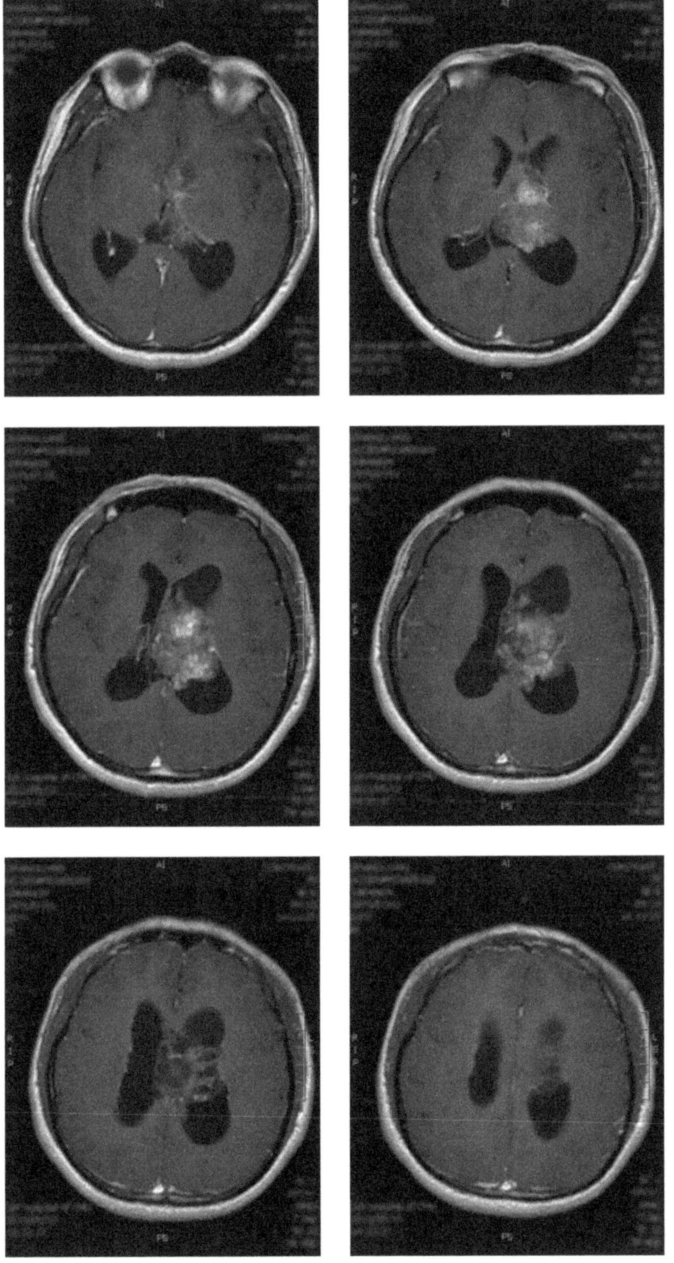

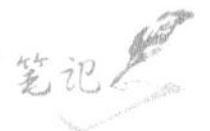
笔记

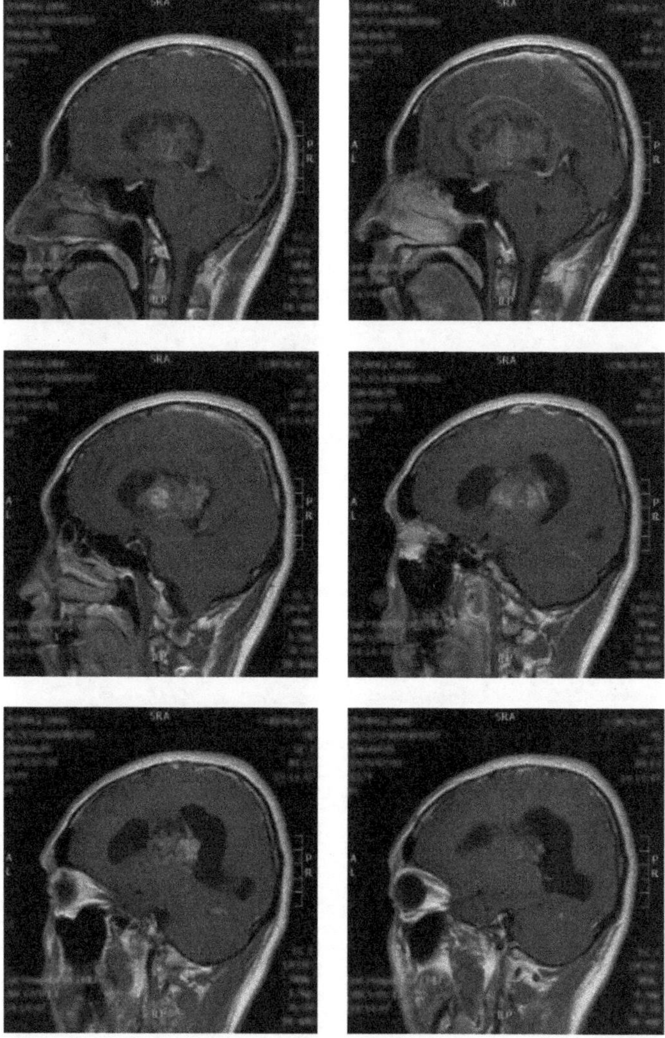

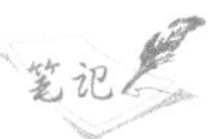

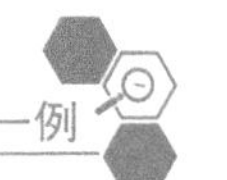

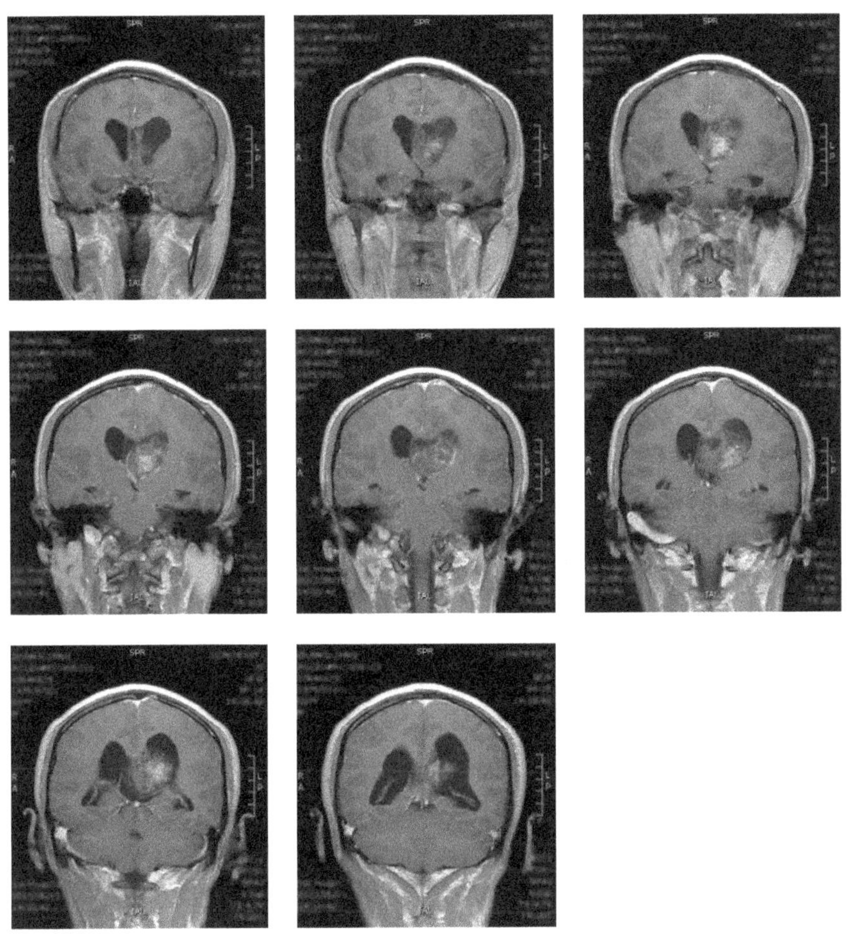

图 9.4 头 MRI + C 影像

侧侧脑室前角脑脊液信号增高，透明隔向右移位，双侧侧脑室增宽，以左侧为著；小脑扁桃体向下移位，双侧大脑半球、脑干内未见异常信号，形态结构未见异常，脑池裂系统等大对称，中线结构居中。诊断意见：左侧侧脑室占位性病变，中枢神经细胞瘤可能性大；小脑扁桃体下疝，脑积水图 9.1 ~ 图 9.4。

患者术前诊断为左侧脑室占位性病变。于全麻下行大脑开颅左侧脑室占位病变切除术。术后病理结果提示：（左侧脑室肿物）中枢神经细胞瘤（WHO Ⅱ级）。

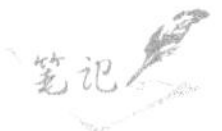

病例分析

中枢神经细胞瘤（central neurocytoma，CN）由 Hassoun 于 1982 年首先报道，是一组有神经元分化特征的、大部分预后良好的脑室内的肿瘤，WHO Ⅱ级。CN 占所有原发脑肿瘤的 0.1%～0.5%。常见于年轻人平均发病年龄 30 岁（15～60 岁），但 70% 发病年龄在 20～40 岁，男女发病率相近。常见于侧脑室，特别是 Monro 孔、透明隔等处。

CN 平均病程为 3～7 个月。由于肿瘤位于 Monro 孔附近，临床上主要表现为梗阻性脑积水引起的颅高压症状，头痛、视力下降、恶心、呕吐。其他症状包括力弱、平衡障碍、感觉异常、耳鸣、癫痫、记忆力下降、意识下降。大多数患者无定位体征，最常见的体征为视盘水肿和共济失调。此外，可有轻偏瘫、偏身感觉障碍。

头 CT：肿瘤呈脑室内边界清楚的圆形等密度或略高而不均匀密度影，半数以上肿瘤有钙化。中度到明显强化。头 MRI：多数肿瘤与透明隔或侧脑室壁有关。T_1 呈不均一的等或轻度低信号，T_2 呈等到高信号；肿瘤呈轻到重度增强，通常为中度强化。瘤内可见血管流空影；部分肿瘤常伴有出血。血管造影：CN 在静脉期可见血管染色。大多数肿瘤由脉络膜血管供血。其他血供可来自豆纹动脉和胼周动脉的分支。

目前认为，手术切除结合术后放射治疗是中枢神经细胞瘤最佳的治疗方法。手术目的在于切除肿瘤和解除梗阻性脑积水。基本手术入路为经额叶侧脑室入路和经胼胝体入路。

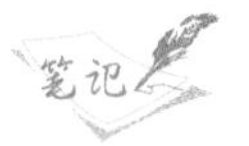

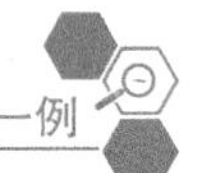

病例点评

1. 中枢神经细胞瘤是比较少见的颅内肿瘤，WHO Ⅱ级。2. 它多见于年轻人。3. 最常见的症状表现是颅内压增高和脑室扩大。4. 此病例为比较典型的中枢神经细胞瘤。术前诊断即已明确，治疗方案为手术切除肿瘤，效果满意。

笔记

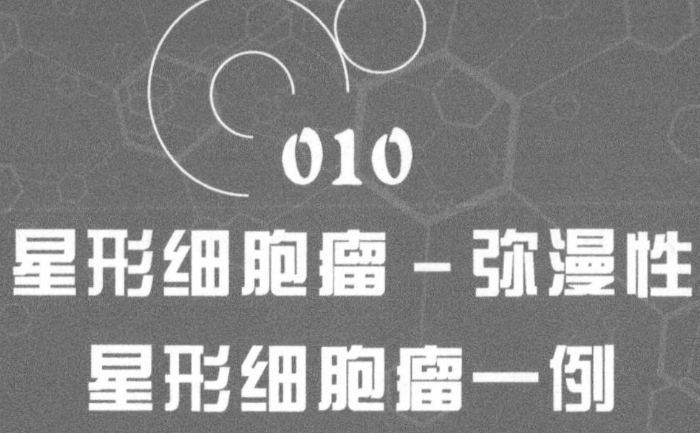

010 星形细胞瘤–弥漫性星形细胞瘤一例

病例介绍

患者男性，43 岁。以“阵发性失神，伴左侧肢体麻木 5 个月”为主诉来诊。

查体无阳性体征。

颅脑磁共振平扫加钆剂增强：右侧以岛叶为中心，累及额叶及颞叶的长 T_1 长 T_2 异常信号影，T_2 FLAIR 序列可见高亮信号，增强后未见强化（图 10.1）。

患者开始口服丙戊酸钠抗癫痫治疗，500mg，每日 2 次，完善术前检查后经多学科治疗协作组讨论后，安排手术治疗。手术右额弧形切口，分离侧裂血管，可见肿瘤位于岛叶，灰红灰白色，质软，血供丰富，边界不清，大脑中动脉 M2、M3 段包裹其中，使用

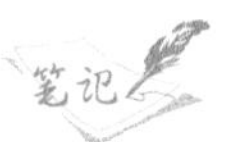

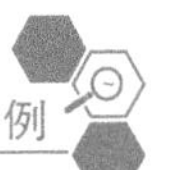

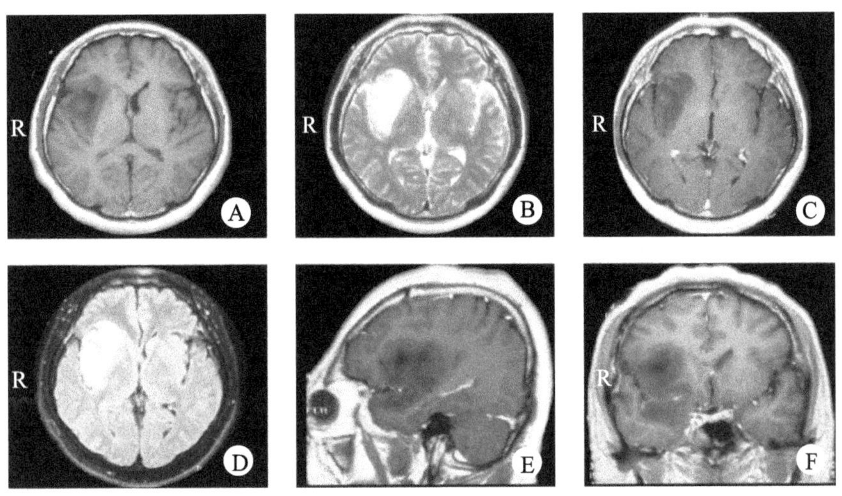

图 10.1 图中可见右岛叶占位性病变，为长 T_1(A)、长 T_2(B)信号，T_2 FLAIR 序列可见病灶区高亮信号，钆喷酸葡胺增强序列（C、E、F）未见强化影像

术中超声定位肿瘤并判断肿瘤有无残留，使用术中电生理监测技术监测右侧肢体运动功能，镜下肿瘤全切，术中超声显示无残留。

术后病理：异型性细胞弥漫分布，细胞大小形态较一致，胞浆丰富淡染（图 10.2），免疫组化：CK(-)、Vimentin(+)、GFAP(+)、S - 100(+)、CD34(血管 +)、NeuN(+)、Ki - 67（5%）、P53(+)、IDH1 R132(+)。分子诊断：MGMT 启动子甲基化(+)、IDH1 R132 位点突变、TERT(-)、1P19Q 19Q 缺失、TP53 Exon4 - 5 发现 *V173G* 突变。综合诊断意见：（右侧岛叶）弥漫性性胶质瘤(WHO Ⅱ级)。

术后 7 天患者出院，术后 3 周患者开始 STUPP 替莫唑胺同步放化疗及后续 6 个周期的维持性化疗治疗。同步放化疗 6 周，放疗 30 次，每次 2Gy，共 60Gy，同步替莫唑胺 75mg/(m^2 · d）口服化疗。同步放化疗结束后停药 4 周，之后开始替莫唑胺维持性化疗。治疗方案为 5/28 方案，第一个周期 150mg/(m^2 · d)，之后 5 个周期

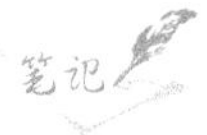

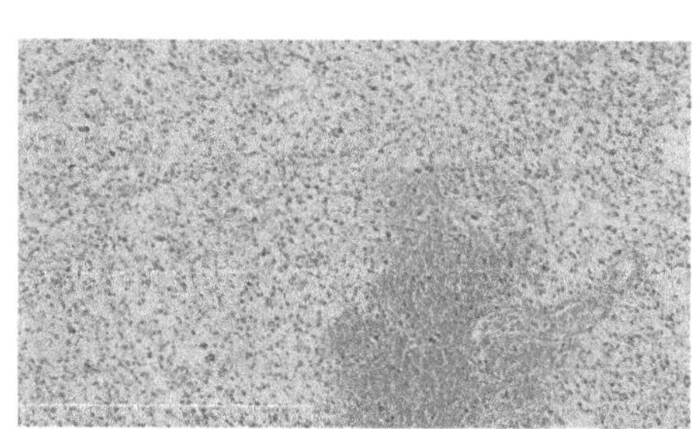

图 10.2 低倍镜可见异型性细胞弥漫分布，细胞大小形态较一致，胞浆丰富淡染

200mg/(m^2·d)。患者治疗期间每 3 个月复查颅脑核磁平扫加增强。

病例分析

神经上皮性肿瘤分类结构的调整主要体现在弥漫性胶质瘤、髓母细胞瘤、胚胎性肿瘤。在 2016WHO 新版中枢神经系统肿瘤分类中，弥漫性胶质瘤包括 WHO Ⅱ级或Ⅲ级的星形细胞肿瘤、WHO Ⅱ级或Ⅲ级的少突胶质细胞肿瘤、WHO Ⅳ级的胶质母细胞瘤及儿童弥漫性胶质瘤。WHO Ⅱ级的弥漫性星形细胞瘤和 WHO Ⅲ级的间变性星形细胞瘤分为 IDH 突变型、IDH 野生型和 NOS 三类，IDH 突变型占绝大部分。IDH 野生型诊断需要满足下列条件之一：①R132H IDH1 蛋白免疫组化检测阴性，且测序未发现 *IDH1* 基因 132 密码子和 *IDH2* 基因 172 密码子突变；②单纯测序未发现 *IDH1* 基因 132 密码子和 *IDH2* 基因 172 密码子突变。如果 IDH 未检测或未完全检测（如免疫组化检测为阴性，但未进行基因测序），则诊断为“弥漫性星形细胞瘤（或间变性星形细胞瘤），NOS”。其中弥漫性星形细胞瘤都是低级别肿瘤，但肿瘤具有增长趋势，并可进展成高级别肿瘤。死亡通常是由于肿瘤恶变。随着神经生物学、诊断

笔记

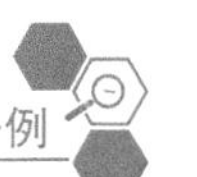

成像技术、手术技术及辅助治疗方法的发展，这些肿瘤的治疗模式已经发生了转变。遗传特征提高了我们对这些亚型和它们临床行为的认知。*P53* 和 *PDGF* 基因突变的临床意义与星形细胞瘤的升级有关。*IDH* 突变提示预后较好；*IDH1* 在星形细胞瘤常见，而 *IDH2* 在少突胶质细胞瘤更常见。MGMT 的甲基化提示对替莫唑胺化疗敏感。

低级别胶质瘤占所有原发性脑肿瘤的 15%，最常见的发病年龄为 40 岁左右。成年人幕上侵袭多见于岛叶和辅助运动区。暴露于电离辐射是唯一确定的致病因子。低级别胶质瘤（LGG）患者最常见的表现为癫痫发作，往往是单纯部分发作、复杂部分发作或全身强直–阵挛发作，占 80%～90%，其次是头痛和局灶性功能缺失，这可能是与邻近皮质有关。典型的 CT 表现是弥漫的低密度病灶。结构 MRI 通常用来诊断 LGG。在 T_1 像显示出一个低信号病灶，并在 T_2 和 FLAIR 序列呈高信号，但斑片状强化只在 15%～39% 病例可见。

如果肿瘤在脑组织中有相对独立的空间，宏观切除术有可能不影响功能，应尝试对 FLAIR 序列中高信号组织进行最大安全切除。这将改善整体状态，延长无进展生存期，并更好地控制癫痫发作，以及提供更好的肿瘤组织学采样。全切除/近全切除可降低复发率和恶变的危险性，并提高无进展生存期（PFS）和总生存期（OS）（Ⅲ类）。复杂部分性和全身强直性阵挛发作，以及发作时间较短的癫痫最好用手术来治疗。肿瘤切除的程度也有重要的影响，完全切除比局部/次全切除术有更好的控制癫痫发作的效果。fMRI、术中唤醒的开颅手术、术中成像和皮层下映射的应用是实现外科目标的有效手段。越来越多的技术被应用到手术过程中，辅助宏观手术。术中皮层电刺激定位通常用于语言和运动区定位。该技术在术中唤醒开颅手术的描述中有详细的说明。该种方法使永久性损害的风险

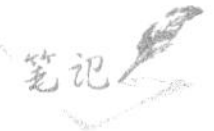

大幅减少。术中示踪/皮层下电刺激定位与皮层电刺激定位方法相似。该技术对涉及光学辐射、语音束和下肢运动纤维的肿瘤最有效。术中超声与MRI结果相关性较差，通常会导致术后残余肿瘤体积较大。术中超声在术中MRI不可用或患者有MRI扫描的禁忌证时起作用。术中MRI对LGG最有用，因为可能难以区分出胶质瘤中的正常脑组织。术中序贯磁共振是理想的。手术时间虽然大大增加，但早期二次手术率下降且肿瘤切除更理想。理想情况下，应当使用术中MR，皮层直接电刺激，从而实现最大的功能性切除。

根据2017 NCCN中枢神经系统治疗指南，弥漫性星形细胞瘤高风险组手术后，推荐放疗加PCV化疗（Ⅰ级证据），放疗加替莫唑胺同步化疗（ⅡB级证据），放疗加替莫唑胺同步化疗及替莫唑胺维持性化疗（ⅡB级证据）。治疗期间每3～5个月复查颅脑磁共振，复查随访至5年。

病例点评

• 自2016版WHO中枢神经系统肿瘤病理分型后，分子病理在诊断和治疗中的作用越来越明显，目前基因检测已经成为弥漫性星形细胞瘤病理诊断不可或缺的内容。

• 随着各学科各领域研究的不断深入，多学科合作已经成为胶质瘤治疗的主流趋势。

• 对弥漫性胶质瘤来说，首次手术的肿瘤切除范围与患者预后息息相关，手术切除的范围通常是FLAIR高亮信号区域。在FLAIR异常信号范围2cm外进行超范围切除有可能“治愈”低级别胶质瘤，但仍需循证医学证据。

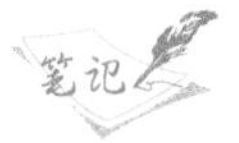

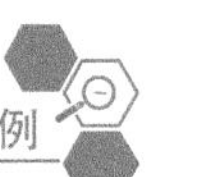

- STUPP 治疗方案，是目前公认的胶质瘤化疗的标准治疗方案。

点评专家：吴安华

编者：赵丹

参考文献

[1] Louis D N, Perry A, Reifenberger G, et al. The 2016 World Health Organization Classification of Tumors of the Central Nervous System: a summary. Acta Neuropathol, 2016, 131 (6): 803 – 820.

[2] Perry A, Wesseling P. Histologic classification of gliomas. Handb Clin Neurol, 2016, 134: 71 – 95.

[3] Masui K, Mischel P S, Reifenberger G. Molecular classification of gliomas. Handb Clin Neurol, 2016, 134: 97 – 120.

[4] Potts M B, Smith J S, Molinaro A M, et al. Natural history and surgical management of incidentally discovered low – grade gliomas. J Neurosurg, 2012, 116 (2): 365 – 372.

[5] Kratzsch T, Gautschi O P, Kuhn S A, et al. Low – grade gliomas in adults. Praxis (Bern 1994), 2014, 103 (23): 1385 – 1396.

[6] Fountain D M, Allen D, Joannides A J, et al. Reporting of patient – reported health – related quality of life in adults with diffuse low – grade glioma: a systematic review. Neuro Oncol, 2016, 18 (11): 1475 – 1486.

[7] Luks T L, Mcknight T R, Jalbert L E, et al. Relationship of In Vivo MR Parameters to Histopathological and Molecular Characteristics of Newly Diagnosed, Nonenhancing Lower – Grade Gliomas. Transl Oncol, 2018, 11 (4): 941 – 949.

[8] Lorenzen A, Groeschel S, Ernemann U, et al. Role of presurgical functional MRI and diffusion MR tractography in pediatric low – grade brain tumor surgery: a single – center study. Childs Nerv Syst, 2018.

[9] Hulou M M, Chiocca E A. Editorial: the management of low – grade glioma in

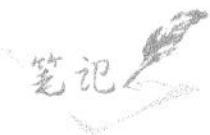

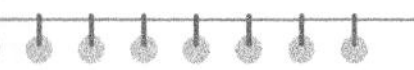
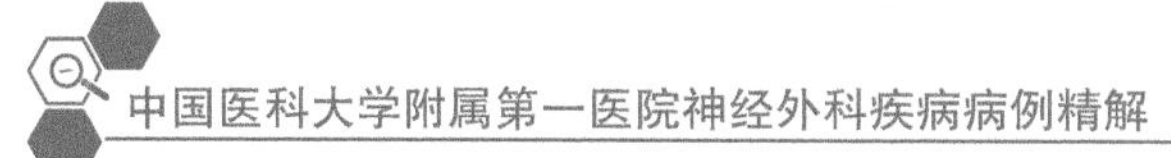

adults. Neurosurg Focus, 2015, 38 (1): E8.

[10] Chen W C, Magill S T, Englot D J, et al. Factors Associated With Pre – and Postoperative Seizures in 1033 Patients Undergoing Supratentorial Meningioma Resection. Neurosurgery, 2017, 81 (2): 297 – 306.

[11] Englot D J, Berger M S, Barbaro N M, et al. Predictors of seizure freedom after resection of supratentorial low – grade gliomas. A review. J Neurosurg, 2011, 115 (2): 240 – 244.

[12] Oberheim B N, Chang S. Treatment Strategies for Low – Grade Glioma in Adults. J Oncol Pract, 2016, 12 (12): 1235 – 1241.

[13] Reyes – Botero G, Laigle – Donadey F, Mokhtari K, et al. Temozolomide after radiotherapy in recurrent “low grade” diffuse brainstem glioma in adults. J Neurooncol, 2014, 120 (3): 581 – 586.

笔记

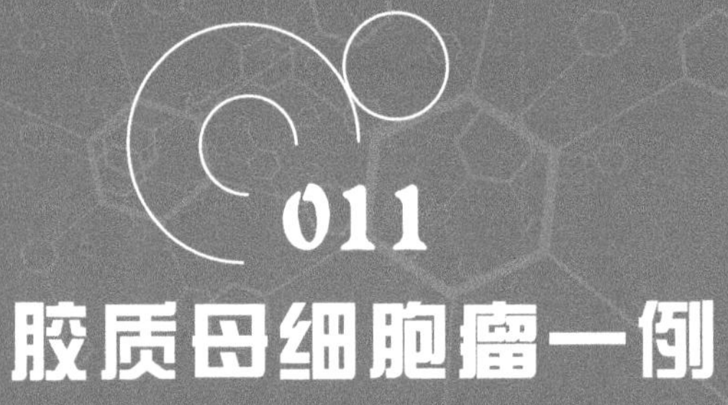

011 胶质母细胞瘤一例

病例介绍

患者男性，44 岁。以“突发头痛办左侧肢体无力 10 天”为主诉来诊。

当地头 CT 示：右顶叶高密度占位性病变周围水肿带明显，可见病变信号内更高密度及纵列中高密度信号，提示肿瘤卒中（图 11.1A）。查体无明显阳性体征，双下肢肌力Ⅴ级。我院颅脑 MR + C 可见右顶叶短 T_1 长 T_2 异常占位信号，团块周围水肿明显，增强后不均一强化，同时可见纵列内出血样异常信号，提示肿瘤卒中纵列血肿（图 11.1）。

完善术前准备，限期手术治疗。手术经纵列入路，可见矢状窦旁脑组织黄染，纵列内可见陈旧出血，大脑镰深部可见肿瘤，质软

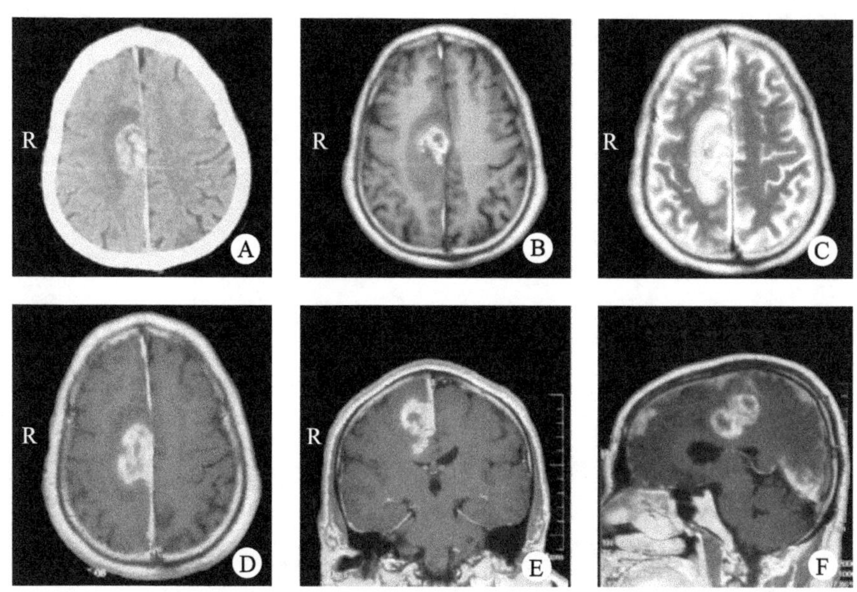

图 11.1　患者术前的头 CT 及核磁平扫加增强影像。右顶叶高密度占位性病变周围水肿带明显，可见病变信号内更高密度及纵列中高密度信号（A）。核磁可见右顶叶短 T_1（B）长 T_2 异常占位信号，团块周围水肿明显（C），增强后不均一强化，同时可见纵列内出血样异常信号（D、E、F）

与周围组织粘连，完整切除肿瘤，纵行剖开肿瘤可见内部出血及形成血栓的血管，沿肿瘤边界扩大切除部分肿瘤水肿带。术后 48 小时磁共振示肿瘤完整切除（图 11.2）。

术后病理：镜下所见，粒细胞体积较小，可见多量核分裂像，小血管增生，血栓形成及大片坏死。免疫组化，CK（PAN)(－)，GFAP(＋)，S－100(＋)，Ki－67(40%)，P53(－)，TTF－1(－)，Vimentin(＋)。基因检测，*MGMT* 启动子甲基化(＋)，*IDH1/2* 野生型，*TERT* 突变（C250T），*1p/19q* 未缺失，*TP53* 野生型。整合诊断：胶质母细胞瘤，IDH 野生型。

术后 10 天患者出院，术后 3 周患者开始 STUPP 替莫唑胺同步放化疗及后续 12 个周期的维持性化疗治疗。同步放化疗 6 周，放疗 30 次，每次 2Gy，共 60Gy，同步替莫唑胺 75mg/(m^2·d) 口服

笔记

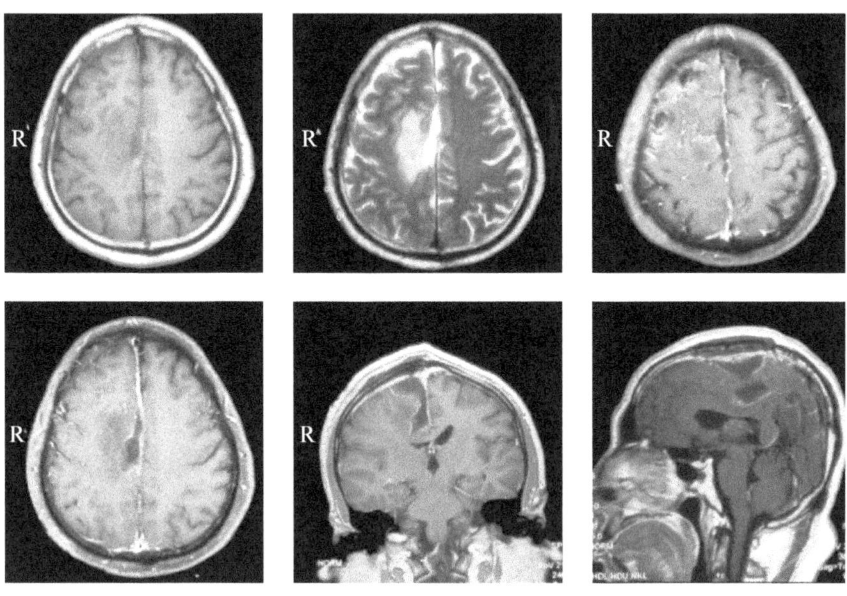

图 11.2　可见肿瘤完整切除

化疗。同步放化疗结束后停药 4 周，之后开始替莫唑胺维持性化疗。治疗方案为 5/28 方案，第一个周期 150mg/(m^2·d)，之后 11 个周期 200mg/(m^2·d)。患者治疗期间每 3 个月复查颅脑磁共振平扫加增强。

术后 13 个月复查发现肿瘤复发（图 11.3），改用替莫唑胺计量密度方案，150mg/(m^2·d)，7day on/7 day off 方案治疗 7 个月复发肿瘤消失（图 11.4），继续跟踪随访。

病例分析

胶质母细胞瘤（Glioblastoma，GBM）是最常见的原发性恶性脑肿瘤。发生率是每年（2～3）/100000，约占所有原发性颅内肿瘤的 20%。GBM 来源于神经胶质细胞，被认为是原发性 GBM 或者继发于低级别星形细胞瘤的恶性进展。男性多发，原因不明。

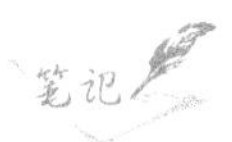

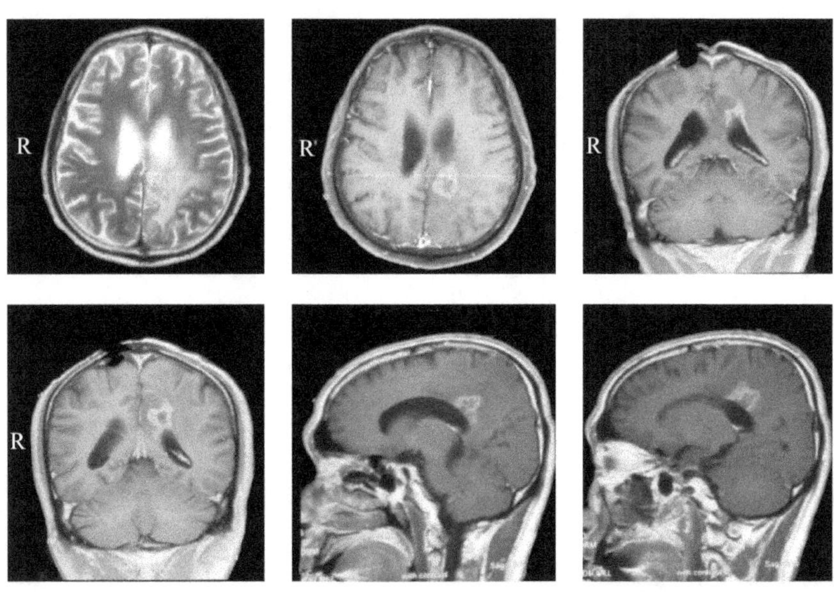

图 11.3　可见左侧侧脑室后角新发肿瘤病灶

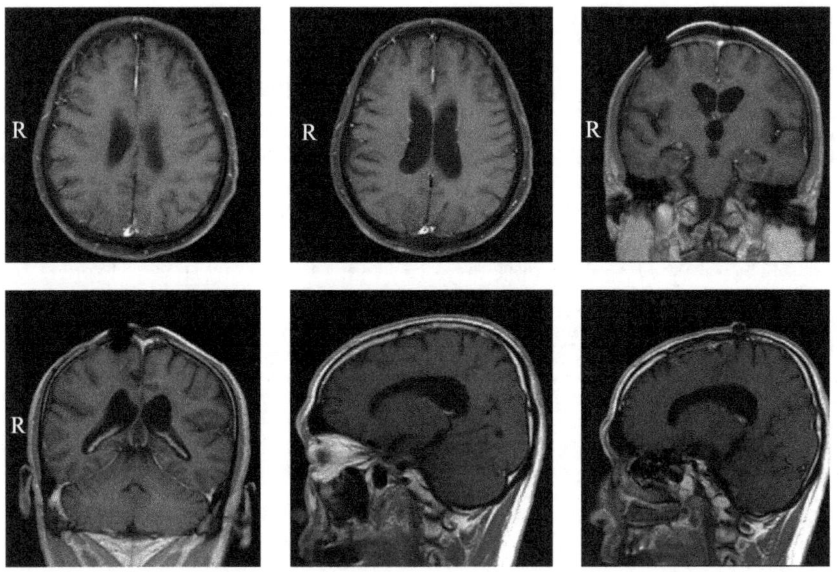

图 11.4　计量密度方案化疗 7 个月后，可见复发肿瘤消失

高级别肿瘤在 CT 和 MRI 上表现各异。这取决于肿瘤周围是否出现低级别肿瘤区域、可能的钙化、肿瘤的生长速率、坏死程度和是否出血。CT 扫描通常显示为一个低密度占位区域，而且在注射

笔记

对比剂后，通常会显示周围环状增强，被水肿包围。占位可能是很小的、局部的，但可能严重到足以引起中线移位和脑室压缩，甚至会导致脑积水。在 MRI 上，高级别的病灶在 T_1 加权像显示为低信号区域伴环状强化，通常是不规则形，增强明显。在 T_2 像上通常显示为异构的占位，周围广泛水肿，主要在白质。液体衰减反转恢复（FLAIR）序列显示水肿范围更广。然而，区分水肿和肿瘤浸润是很困难的，两者在 FLAIR 序列都是高信号的。环状强化的鉴别诊断包括转移、脓肿、寄生虫感染。其他的图像序列，例如表观扩散系数（ADC）和梯度回波，结合临床病史可能有助于区分。MR 波谱学也有辅助效果。

WHO 2016 版中枢神经系统肿瘤分类中胶质母细胞瘤分为：①“胶质母细胞瘤，*IDH* 野生型”（约占 90%），与临床上的原发性或新发胶质母细胞瘤基本一致，常见于≥55 岁的患者；②“胶质母细胞瘤，*IDH* 突变型”（约占 10%），与所谓继发性胶质母细胞瘤基本一致，常见于较年轻的患者；③“胶质母细胞瘤，NOS”，专为 *IDH* 未完全检测的肿瘤而保留。<55 岁患者的胶质母细胞瘤和 WHO Ⅱ级或Ⅲ级弥漫性胶质瘤中，如果 *R132H IDH1* 免疫组化染色阴性，强烈推荐进行 *IDH* 基因测序；而≥55 岁患者的胶质母细胞，几乎没有非 *R132H* 的 *IDH1* 突变及其 *IDH2* 突变，故若 *R132H IDH1* 免疫组化染色阴性，则无需测序。“胶质母细胞瘤，*IDH* 野生型”包括三个亚型：巨细胞胶质母细胞瘤、胶质肉瘤，上皮样胶质母细胞瘤（新增加）。上皮样胶质母细胞瘤好发于儿童及青年，典型表现为大脑浅表或间脑的占位，可能具有低级别肿瘤史（常为多形性黄色瘤型星形细胞瘤）；分子特征为，缺乏 *EGFR* 扩增、10 号染色体缺失，常有 *ODZ3* 半合子缺失，也常有 *BRAF V600E* 突变。胶质母细胞瘤常具有多种组织学表现形式：①横纹肌样胶质母细胞瘤，

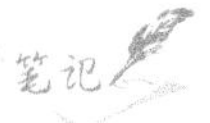

通过 *INI1* 的失表达，可以与不同程度的存在横纹肌样细胞的上皮样胶质母细胞瘤鉴别。②伴原始神经元成分的胶质母细胞瘤，先前认为是伴 PNET 样成分的胶质母细胞瘤，常由任何级别的弥漫性星形细胞瘤（或少数为少突胶质细胞瘤）成分组成边界清楚的结节，包含神经元分化的原始细胞（Homer Wright 菊形团，突触素表达阳性，*GFAP* 表达缺失），以及原始细胞中有时具有 *MYC* 或 *MYCN* 扩增。约 1/4 发生于先前已知患有较低级别胶质瘤的患者，有些肿瘤在胶质成分和原始神经元成分中均可检测到 *R132H IDH1* 免疫组化阳性。这些肿瘤具有随脑脊液播散倾向，提示临床需全神经轴评估以除外种植。③小细胞胶质母细胞瘤/星形细胞瘤和颗粒细胞胶质母细胞瘤/星形细胞瘤，仍然未被接受为亚型，仅作为组织学形式进行描述。前者特征为均一的，具欺骗性的温和的小肿瘤细胞，类似于少突胶质细胞瘤，常显示 *EGFR* 扩增；后者表现为颗粒样或巨噬细胞样、溶酶体丰富的肿瘤细胞。具有这两种表现形式的肿瘤，即使病理缺乏典型的微血管增殖或坏死，也如同胶质母细胞瘤，预后非常差。

胶质瘤是否实施手术需要考虑下述因素：患者年龄、肿瘤数目和部位、新发还是复发、复发距离前次手术时间、是否存在其他非肿瘤疾患、手术与非手术的利弊，以及预计生存时间等。手术切除的总原则：最大范围的安全切除肿瘤，即以最小程度的组织和神经损伤获得最大程度的肿瘤切除。推荐采用术中导航及超声技术辅助确定肿瘤切除范围，推荐以脑沟、脑回为边界，沿肿瘤的可识别边界作解剖性切除，如果可以则力争以皮层及皮下重要功能结构为临界做超范围切除。胶质瘤手术是否全切及切除程度的判断应 72 小时内复查颅脑 MR 加增强，并以此影像作为判断后续治疗疗效或肿瘤进展的基线。手术耐受性差的高龄患者也可以考虑部分切除或活

笔记

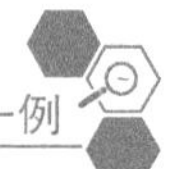

检取病理。

对于 GBM 的术后放化疗 2017 版美国 NCCN 治疗指南意见如下图所示（图 11.5、图 11.6）。

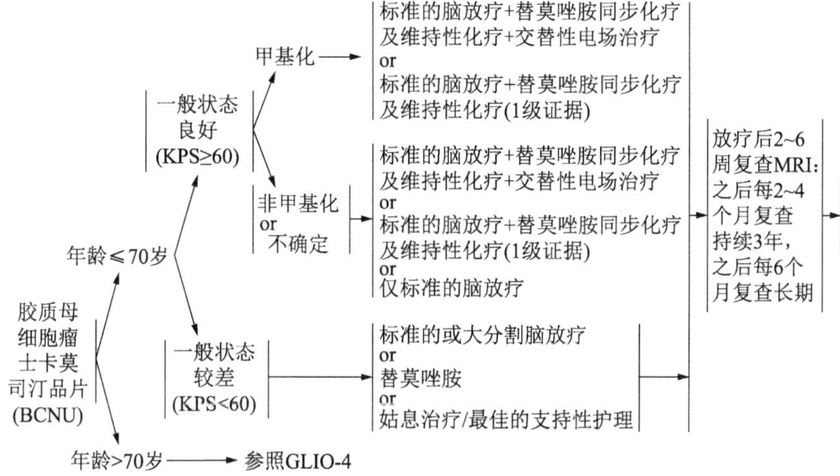

图 11.5　2017 版美国 NCCN 中枢神经系统肿瘤指南中胶质瘤部分的 GLIO－3

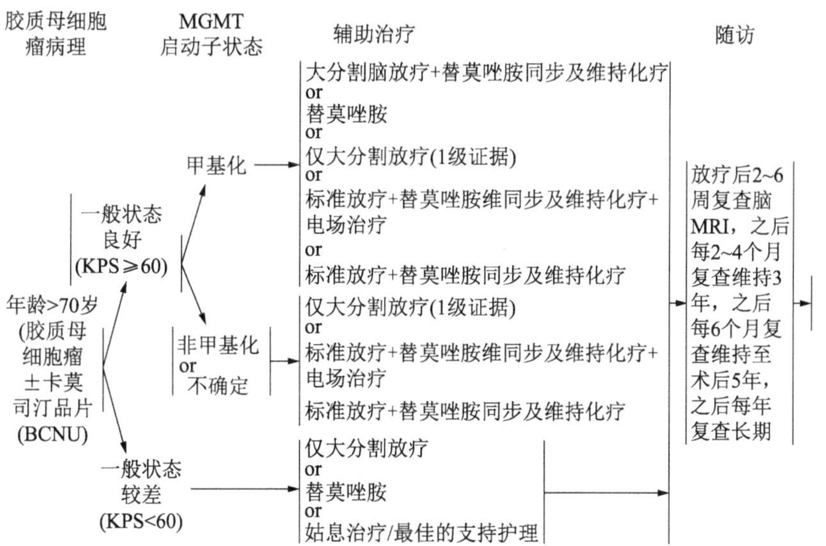

图 11.6　2017 版美国 NCCN 中枢神经系统肿瘤指南中胶质瘤部分的 GLIO－4

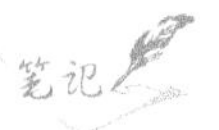

卡莫司丁晶片术中瘤腔放置是近期新出阳性结论的化疗方式。卡莫司汀晶片药物释放期为2~3周，晶片放置在切除肿瘤的表面。一系列有关原发/复发胶质瘤的随机对照试验（RCT）对比了卡莫司汀晶片与安慰剂的疗效，发现经晶片治疗的GBM患者显现出生存优势。这表明在可切除的复发恶性神经胶质瘤患者中，可能会增加总体生存期。虽然患者通常预后很差，但任何没有重大不良事件同时可以延长患者生命的治疗都应被视为一种选择。

电场治疗是另一种方式的治疗手段。人类的所有生命活动都与电生理活动密不可分，胶质瘤细胞内的多种带电分子的分布及运动会因电场频率和场强的变化而变化。肿瘤治疗电能有抑制细胞有丝分裂的作用并诱导分裂期的细胞凋亡。多项前瞻性临床试验均得到了良好的结果，因此电场治疗已经被广泛应用到胶质瘤的治疗过程，我国的电场治疗临床试验也已经启动。

对于替莫唑胺的化疗，除了经典的STUPP化疗方案（前已介绍）外，近年来长周期方案越来越被临床医生认可，大量的研究发现长周期的替莫唑胺化疗可以延长肿瘤的无进展生存期和总生存期，并且对于社会来说这种治疗方案的社会经济效价比更高。肿瘤复发以后还有针对消耗MGMT蛋白为目的的替莫唑胺计量密度方案，体外和动物研究的结果是很令人鼓舞的，但临床试验的结果褒贬不一，目前此方案建议应用于复发胶质瘤MGMT启动子甲基化的患者，而不推荐用于新诊断的胶质瘤患者。

当肿瘤复发以后对于胶质母细胞瘤来说开展了各种各样的临床试验，尽管联合化疗、靶向治疗、免疫治疗、饮食代谢治疗等治疗手段都在尝试，但都没有办法很好地控制肿瘤的进展。因此目前胶质母细胞瘤仍然是病死率非常高的恶性肿瘤之一。

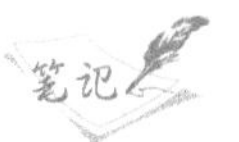

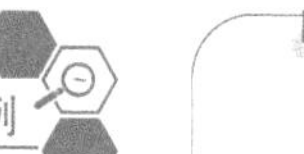

病例点评

• 该病例是一例胶质母细胞瘤的典型病例，患者的治疗过程是按照目前胶质母细胞瘤的治疗指南和共识推荐的标准治疗方案进行治疗的，肿瘤复发以后给予了替莫唑胺计量密度方案治疗，效果也很好。

• 胶质母细胞瘤一直是治疗非常棘手的肿瘤，致死性高预后差，目前的研究发现肿瘤基因学差异与患者预后有着强相关性，今后有望出现以信息大数据为背景的模型用来预测胶质瘤患者的预后。

• 联合治疗是胶质瘤治疗的模式，放疗、化疗、靶向治疗，术腔内晶片化疗及交流电电场治疗都已经取得了较好的临床试验结果并被应用到临床治疗。免疫治疗在胶质瘤中的尝试正在开展，尽管目前前期结果并不是很喜人，还有各种各样的隐患，但临床试验某些个案的治疗结果却让我们看到了希望。

点评专家：吴安华

编者：赵丹

参考文献

[1] Kim S H, Yoo H, Chang J H, et al. Procarbazine and CCNU Chemotherapy for Recurrent Glioblastoma with MGMT Promoter Methylation. J Korean Med Sci, 2018, 33 (24): e167.

[2] Pileggi G, Speier C, Sharp G C, et al. Proton range shift analysis on brain pseudo – CT generated from T_1 and T_2 MR. Acta Oncol, 2018: 1 – 11.

[3] Nam J G, Kang K M, Choi S H, et al. Comparison between the Prebolus T_1

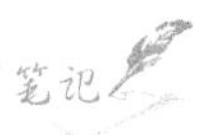

Measurement and the Fixed T_1 Value in Dynamic Contrast – Enhanced MR Imaging for the Differentiation of True Progression from Pseudoprogression in Glioblastoma Treated with Concurrent Radiation Therapy and Temozolomide Chemotherapy. AJNR Am J Neuroradiol，2017，38（12）：2243 –2250.

[4] Louis D N，Perry A，Reifenberger G，et al. The 2016 World Health Organization Classification of Tumors of the Central Nervous System：a summary. Acta Neuropathol，2016，131（6）：803 –820.

[5] Perry A，Wesseling P. Histologic classification of gliomas. Handb Clin Neurol，2016，134：71 –95.

[6] Masui K，Mischel P S，Reifenberger G. Molecular classification of gliomas. Handb Clin Neurol，2016，134：97 –120.

[7] 毛颖，周良辅．新里程，新希望——记《中国中枢神经系统胶质瘤诊断和治疗指南（2015)》的发布．中华医学杂志，2016（7）：481.

[8] Duffau H. Is supratotal resection of glioblastoma in noneloquent areas possible?. World Neurosurg，2014，82（1 –2）：e101 –e103.

[9] Pallud J，Audureau E，Noel G，et al. Long – term results of carmustine wafer implantation for newly diagnosed glioblastomas：a controlled propensity – matched analysis of a French multicenter cohort. Neuro Oncol，2015，17（12）：1609 –1619.

[10] Akiyama Y，Kimura Y，Enatsu R，et al. Advantages and Disadvantages of Combined Chemotherapy with Carmustine Wafer and Bevacizumab in Patients with Newly Diagnosed Glioblastoma：A Single – Institutional Experience. World Neurosurg，2018，113：e508 –e514.

[11] Roux A，Peeters S，Zanello M，et al. Extent of resection and Carmustine wafer implantation safely improve survival in patients with a newly diagnosed glioblastoma：a single center experience of the current practice. J Neurooncol，2017，135（1）：83 –92.

[12] Chaichana K L，Kone L，Bettegowda C，et al. Risk of surgical site infection in 401 consecutive patients with glioblastoma with and without carmustine wafer

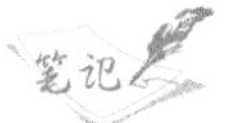

implantation. Neurol Res, 2015, 37 (8): 717 - 726.

[13] 毛昀，李利亚. 电场治疗神经胶质瘤的研究进展. 国际肿瘤学杂志，2017 (6): 464 - 467.

[14] 曹鋆，李飞，冯华. 电场在胶质瘤治疗应用方向的研究进展. 中华脑科疾病与康复杂志（电子版），2013 (5): 329 - 332.

[15] Neal R N, Rossmeisl J J, D'Alfonso V, et al. In vitro and numerical support for combinatorial irreversible electroporation and electrochemotherapy glioma treatment. Ann Biomed Eng, 2014, 42 (3): 475 - 487.

[16] Garcia P A, Kos B, Rossmeisl J J, et al. Predictive therapeutic planning for irreversible electroporation treatment of spontaneous malignant glioma. Med Phys, 2017, 44 (9): 4968 - 4980.

[17] Xu W, Li T, Gao L, et al. Efficacy and safety of long - term therapy for high - grade glioma with temozolomide: A meta - analysis. Oncotarget, 2017, 8 (31): 51758 - 51765.

[18] Waschke A, Arefian H, Walter J, et al. Cost - effectiveness of the long - term use of temozolomide for treating newly diagnosed glioblastoma in Germany. J Neurooncol, 2018, 138 (2): 359 - 367.

[19] Gilbert M R, Pugh S L, Aldape K, et al. NRG oncology RTOG 0625: a randomized phase II trial of bevacizumab with either irinotecan or dose - dense temozolomide in recurrent glioblastoma. J Neurooncol, 2017, 131 (1): 193 - 199.

[20] Penas - Prado M, Hess K R, Fisch M J, et al. Randomized phase II adjuvant factorial study of dose - dense temozolomide alone and in combination with isotretinoin, celecoxib, and/or thalidomide for glioblastoma. Neuro Oncol, 2015, 17 (2): 266 - 273.

[21] Nagane M. Dose - dense Temozolomide: Is It Still Promising?. Neurol Med Chir (Tokyo), 2015, 55 Suppl 1: 38 - 49.

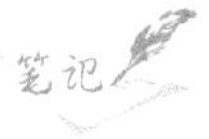

012 嗅沟脑膜瘤手术治疗一例

病例介绍

患者男性，67 岁。以“头部胀痛 1 月余”为主诉入院。患者近 1 个月无明确诱因出现头部间断性胀痛，休息后可缓解。于当地医院行头 CT 检查提示额叶占位性病变，予以对症治疗，上述症状未见明显缓解。患者为求手术治疗来我院。患者病来一般状态可，无发热，无恶心呕吐，饮食睡眠可，二便正常。患者入院后完善颅脑 MR 增强检查（图 12. 1），提示嗅沟脑膜瘤可能性大，手术指征明确，未见明确手术禁忌证，遂予患者行冠状开颅左侧额下入路嗅沟脑膜瘤切除术，术后患者恢复良好（图 12. 2）。

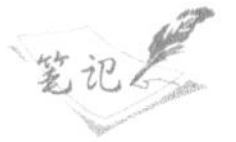

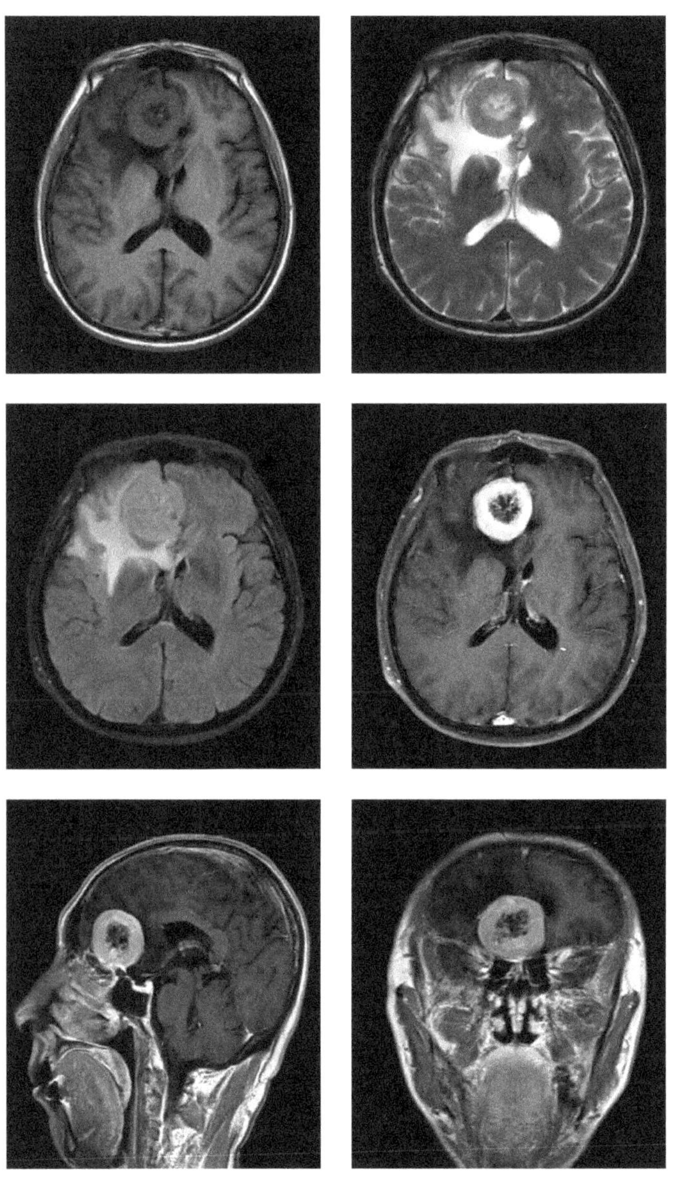

图 12.1 MR 增强影像

笔记

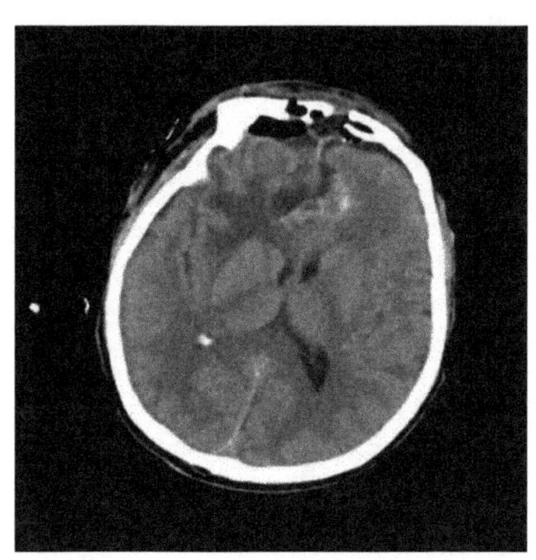

图 12.2　术后当日复查 CT 影像

病例分析

嗅沟脑膜瘤是常见的前颅窝底肿瘤，它起源于嗅沟及其附近筛板，常将嗅神经推压至两侧，视神经、视交叉位于其后方，严重者上述结构包绕于肿瘤中。巨大的嗅沟脑膜瘤可占据双侧前颅窝底，向后可达视丘下部。嗅沟脑膜瘤占颅内脑膜瘤的 8%～18%，女性发病多于男性，发病年龄为 20～76 岁，首发症状至确诊为 9 个月～12 年，首发症状以嗅觉减退或消失常见。临床主诉以头痛（20%～45%）、癫痫发作（12.0%～35.6%）、精神症状或人格改变（39%～62%）、嗅觉障碍（36%～78%）多见，部分（21%～67%）患者出现视力障碍甚至失明，另外（3%～7%）患者出现 Foster－Kennedy 综合征（表现为嗅觉丧失，同侧视神经萎缩，对侧视乳头水肿）。病理组织学类型以内皮型多见（63%～84%）、其次为纤维型、砂粒型、混合型等，WHO 分型以Ⅰ型（良性）为主，Ⅱ型（非典型）少见。影像学诊断主要依靠颅脑 CT 和磁共振，嗅沟脑膜瘤在

CT 呈等或高密度，部分瘤内可见钙化，部分患者可见颅底骨质增生，MRI 呈等或低 T_1 信号，T_2 等或高信号，均不同程度强化，巨大肿瘤周围可见脑组织水肿，需注意与前颅窝神经鞘瘤的相互鉴别。目前嗅沟脑膜瘤的主要治疗方式仍是手术治疗，随着手术技术和医疗器械的更新换代，以及神经外科医师对嗅沟脑膜瘤认识的加深，已有多种手术入路应用于肿瘤的切除，常根据肿瘤部位、大小、累及范围等选用不同的手术入路：额下入路主要用于肿瘤体积巨大，以及向双侧生长或向鞍区、中颅窝侵袭的嗅沟脑膜瘤的切除；翼点入路适用于体积小，向单侧中颅窝底侵袭的嗅沟脑膜瘤；有研究认为体积≤4cm 的嗅沟脑膜瘤可优先选择眶上锁孔入路，其拥有翼点入路的优点且脑暴露少，创伤小；另外随着内镜技术的发展，经鼻内镜入路也逐渐用于较小的嗅沟脑膜瘤的切除。由于肿瘤与前颅窝底关系密切，且常侵及颅底硬膜和骨质，术中常需去除受累硬膜和骨质而破坏颅底结构的完整性，从而导致术后脑脊液鼻漏。为避免脑脊液漏的出现，术中肿瘤切除后需根据颅底损伤情况行颅底重建，常用的方法为“肌肉 + 生物胶 + 人工硬膜”颅底重建。术后应注意监测患者生命体征、瞳孔、神志等，另外给予补液、抑酸、脱水、激素、预防癫痫，以及扩血管防治血管痉挛等常规治疗。脑脊液漏出现后多数患者经抬高头部 15 ~ 30 度及腰穿置管引流可恢复，对于不能控制者需手术行漏修补。与此同时，完善的术前整体评估和术后护理对患者的预后亦十分重要。

病例点评

1. 对于术式的选择应根据病例的具体情况，肿瘤的大小、位置、是否偏侧生长等都是重要的参考因素，另外也应考虑术者对术

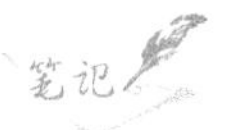

式的熟悉程度。

2. 前颅窝底周围结构复杂，肿瘤体积通常较大，在切除过程中操作应轻柔、精确，切勿强行牵拉以免损伤嗅神经、视神经、大脑前动脉等重要结构。

3. 对开颅过程中开放的额窦的处理，以及侵袭颅底骨质的病例中去除受累骨质后颅底的重建，对于避免术后脑脊液漏及颅内感染等并发症十分重要，术中应予以足够重视。

笔记

013
凸面脑膜瘤手术治疗一例

病例介绍

患者女性，64 岁。以“发现颅内肿物 2 个月”为主诉入院。患者 2 个月前不慎摔倒，行 CT 检查提示左侧额顶部占位性病变，完善颅脑 MR + C 检查（图 13.1）提示左侧额顶部占位，脑膜瘤可能性大。为求手术治疗来我院。患者病来一般状态可，无抽搐，无发热，饮食睡眠可，二便正常。入院后查体及相关血液生化检查未见明显异常。遂予患者行大脑开颅凸面脑膜瘤切除术，术后患者恢复良好（图 13.2）。

笔记

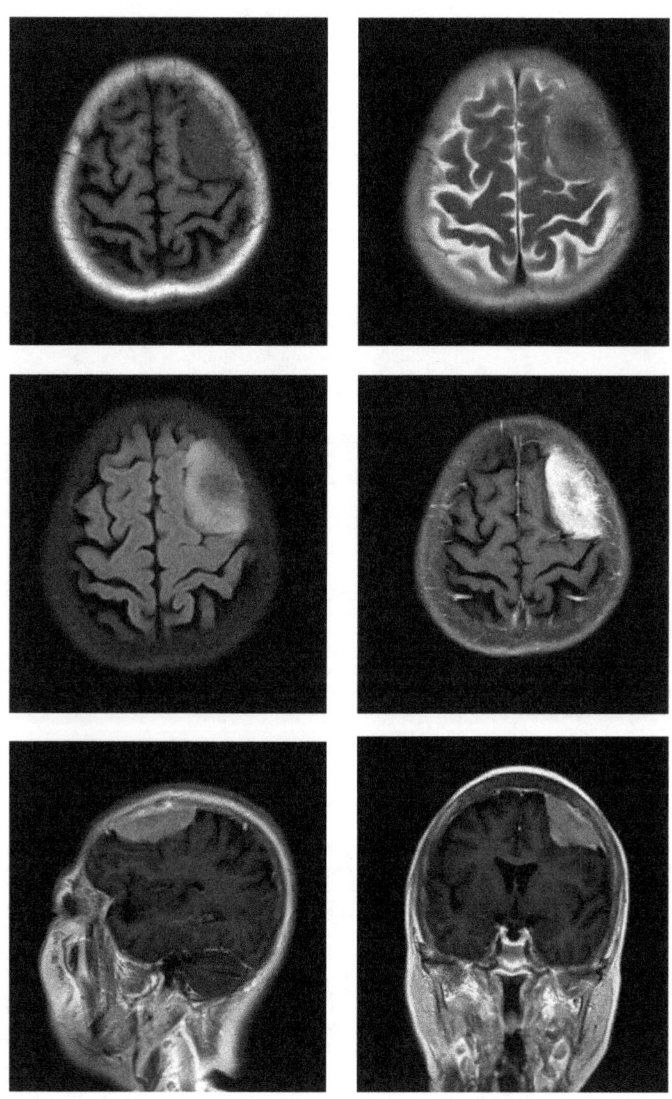

图 13. 1　术前颅脑 MR + C 影像

笔记

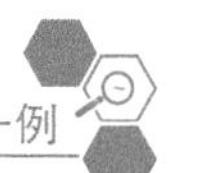

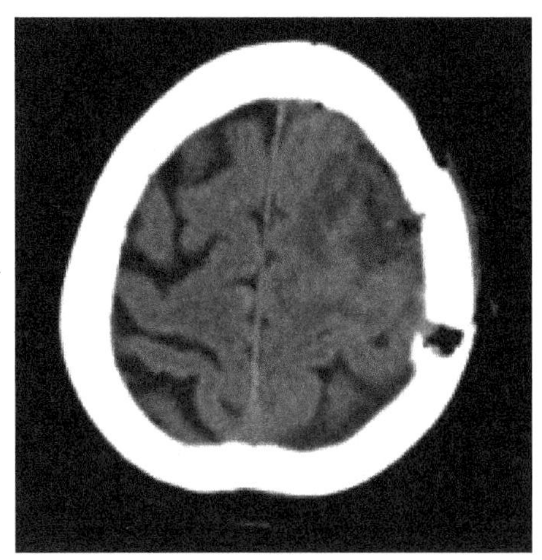

图 13.2 术后第 1 日 CT 影像

病例分析

脑膜瘤为颅内最常见的原发良性肿瘤，凸面脑膜瘤是指肿瘤基底位于凸面硬膜，不累及颅底硬膜及静脉窦的脑膜瘤，约占全部脑膜瘤的 15% 。Cushing 和 Eisenhardt 依据肿瘤位置将凸面脑膜瘤分为冠状缝前型、冠状缝型、冠状缝后型、旁中央型、顶叶型和颞叶型。脑膜瘤的病因至今尚不完全清楚，外伤、放射线、病毒、性激素及其受体等因素可能促进脑膜瘤的发生与发展。凸面脑膜瘤的临床症状通常与肿瘤的生长速度及位置有关。位于无功能区生长缓慢的肿瘤一般无明显临床症状，常由检查发现。待肿瘤体积较大时，可出现头痛、恶心呕吐、视乳头水肿等颅内压增高症状。如肿瘤位于功能区皮层、生长速度较快、肿瘤卒中或侵袭性生长，则相应功能区损伤症状及颅内压增高症状出现较早。部分侵袭颅骨的凸面脑膜瘤可于头皮表面触及包块或颅骨缺如。由于凸面脑膜瘤与皮层关系密切，癫痫也是其常见临床症状之一。CT 及 MR 为颅内肿瘤临床最常用的辅助检查。CT 扫描中可见位于脑表面的密度均匀的团

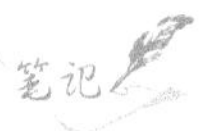

块状或梭形占位，与颅骨及凸面硬膜关系密切，脑组织受压移位，可伴有脑组织水肿，相邻骨质可有压迹或骨质增生。肿瘤内部可伴有钙化影。增强后肿瘤呈均匀一致强化。MR 扫描肿瘤通常呈等 T_1WI 等 T_2WI 信号，基底位于凸面硬膜。肿瘤通常边界清楚，周围脑组织可伴有水肿。肿瘤呈侵袭性生长时边界较模糊。增强后均匀一致强化，可见特征性脑膜尾征。手术切除为凸面脑膜瘤的首选治疗，由于绝大多数为良性病变，手术应以根治为目的，即达到 SimpsonⅠ级切除，切除应包括：肿瘤全切除，肿瘤附着的硬脑膜和异常颅骨亦切除。在手术切除时骨窗大小应暴露至正常硬膜；沿肿瘤边界 2cm 左右环形切开硬膜；分离肿瘤时沿蛛网膜边界分离，若肿瘤体积较大应先行肿瘤内减压；肿瘤下的皮层血管应予完全保留。存在颅骨缺损时亦应行颅骨修补术。伴有脑水肿的患者术后可应用激素治疗。对术前即有癫痫症状及额颞部的凸面脑膜瘤患者术后应予抗癫痫治疗。

凸面脑膜瘤大多可通过手术获得根治，整体预后较好。

病例点评

1. 准确的肿瘤体表定位有利于肿瘤基底的充分暴露，不应过分追求小骨窗，骨窗范围应包括肿瘤周围 2cm 左右正常硬膜。

2. 在切除肿瘤时应严格沿肿瘤蛛网膜边界分离，小心保护皮层脑组织，避免术后皮层功能损伤。

3. 在切除肿瘤时皮层表面的回流静脉亦应小心保护，以避免术后因静脉回流不畅引起的脑组织肿胀及后出血。

4. 对于呈侵袭性生长或特殊病类型（如富含淋巴浆细胞型脑膜瘤）与皮层分界不清无法分离的肿瘤，不可一味追求全切而损伤皮层功能，可予适当保留，术后予以放疗等辅助治疗。

笔记

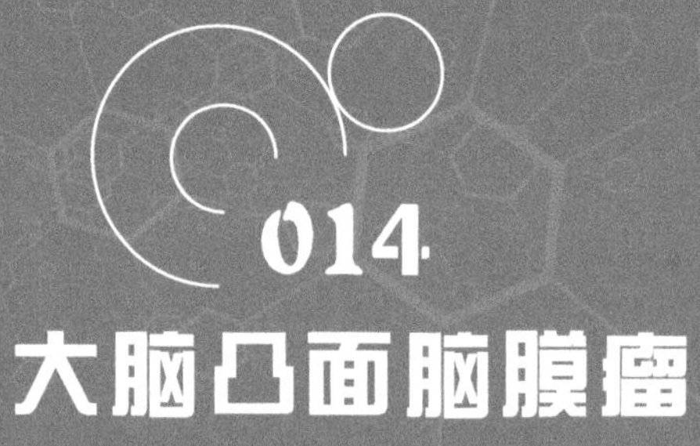

014 大脑凸面脑膜瘤

病例介绍

患者男性，51 岁，以“头痛 1 个月加重 7 天”为主诉入院。

查体： 体温 37.2℃，心率 70 次/分，血压 140/90mmHg，呼吸 16 次/分。神志清楚，查体问答合作。双瞳孔等大正圆，直径约 3mm，对光反射灵敏，双侧肢体肌力 5 级。

辅助检查： 头部 MRI 示左侧大脑额叶凸面脑膜瘤（图 14.1）。入院后经过术前各项检查后行大脑开颅颅内肿瘤切除术，手术过程顺利，肿瘤全部切除，术后术区少量出血出现短暂性失语，后于术后第 6 天开始逐渐缓解，无其他并发症，术后 10 天痊愈出院。术后 CT 示术区少量出血（图 14.2）。

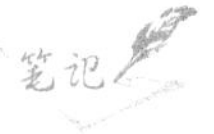

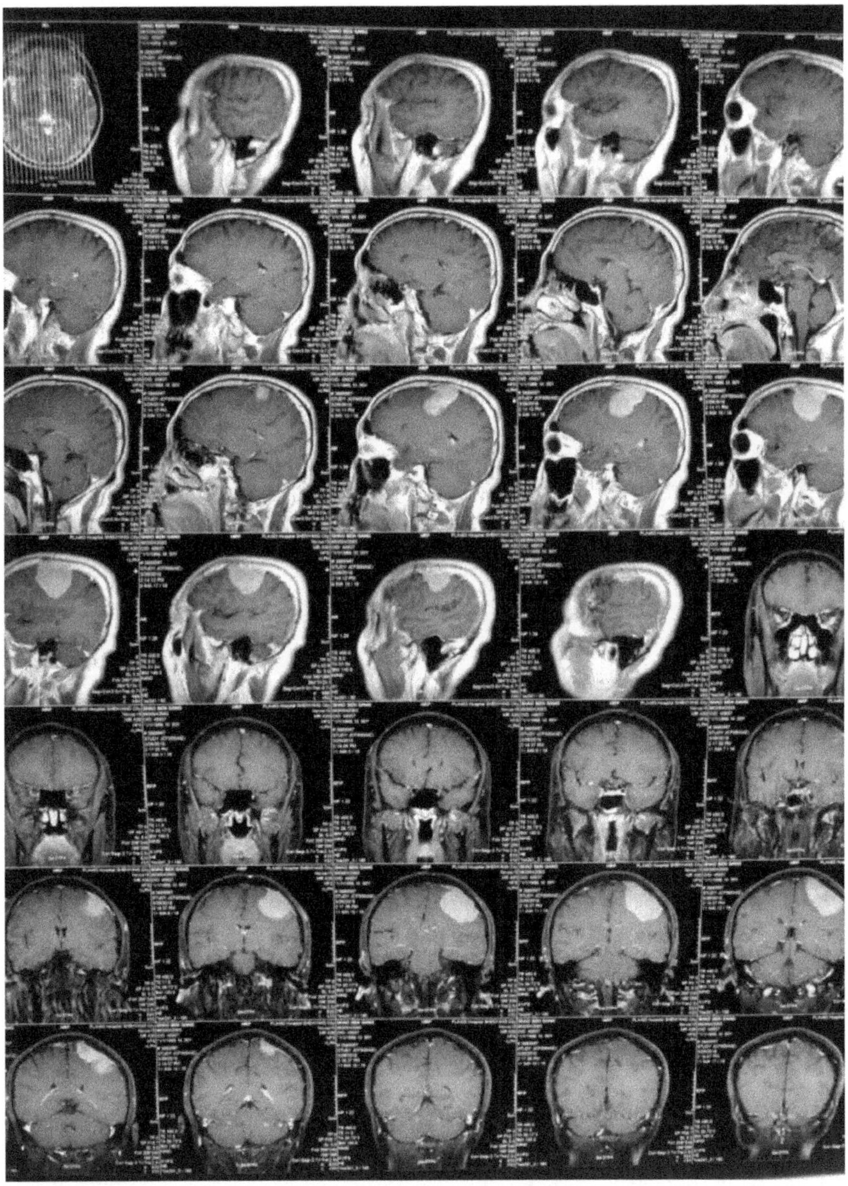

图 14.1　颅脑增强磁共振

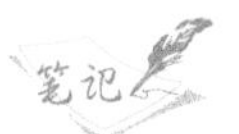

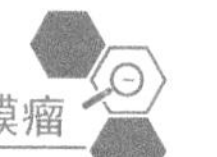

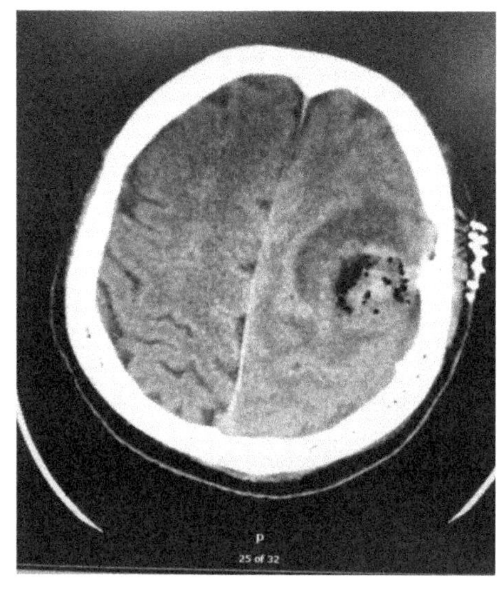

图 14.2 术后 CT

病例分析

1. 颅内压增高 大约 80% 的患者会出现颅高压症状，但因为肿瘤生长缓慢，颅高压症状一般出现相对较晚。肿瘤若位于大脑"非功能区"，如额极，较长时间内患者可只有间歇性头痛，头痛多位于额部和眶部，呈进行性加重，随之出现恶心、呕吐和视盘水肿，也可继发视神经萎缩。

2. 癫痫 额顶叶及中央沟区的凸面脑膜瘤可致局限性癫痫，或由局限性转为癫痫大发作。癫痫的发作多发生于病程的早期和中期，以癫痫为首发症状者较多。

3. 运动和感觉障碍 随着肿瘤的不断生长，患者常出现对侧肢体麻木和无力。颞叶的凸面脑膜瘤可出现以上肢为主的中枢性瘫痪。肿瘤位于优势半球者尚有运动性和感觉性失语。如肿瘤位于枕叶则可能出现偏盲。

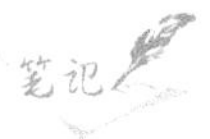

4. 头部包块　因肿瘤位置表浅，易侵犯颅骨，患者头部常出现骨性包块，同时伴有头皮血管扩张。

病例点评

1. 该患者术前诊断明确，已引起临床症状，手术指征明确。2. 手术方案：凸面脑膜瘤除切除肿瘤外，还应尽量切除被肿瘤累及的硬膜、颅骨等，以减少术后复发率。术中需保护脑表面静脉，术区止血要确切，尽量减少二次出血。3. 术后常规抗癫痫治疗，定期随访。4. 如病理回报肿瘤细胞增生活跃，则有必要进一步行放射治疗。

参考文献

[1] 杨树源，张建宁．神经外科学．第2版．人民卫生出版社，2015：577.

[2] Black P M, Morokoff A P, Zauberman J. SURGERY FOR EXTRA – AXIAL TUMORS OF THE CEREBRAL CONVEXITY AND MIDLINE Neurosurgery, Volume 62, Issue suppl_ 3, June 2008, Pages SHC1115 – SHC1123.

笔记

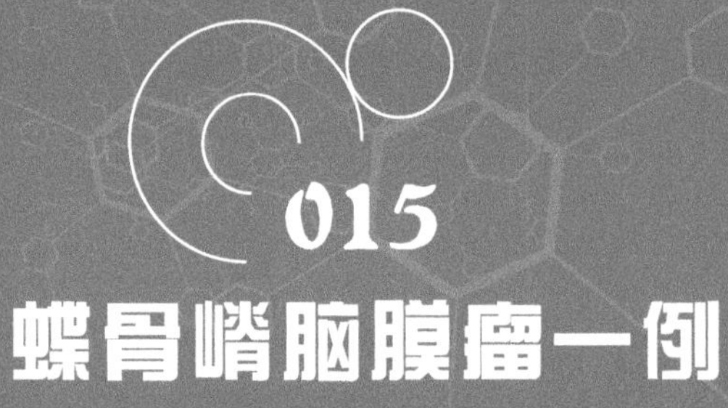

015 蝶骨嵴脑膜瘤一例

病例介绍

患者女性，36 岁。2 个月前无明显诱因出现右眼视力下降，10 天前加重，偶有头晕头痛，无癫痫发作，无复视，无眼球活动障碍。

查体：患者神志清楚，查体问答合作准确，双眼瞳孔等大正圆，d = 3.0mm，光反射灵敏，双眼眼睑无下垂，双侧眼球各方向活动正常，四肢活动良好，肌力Ⅴ级。

治疗经过：入院后完善术前检查，完善头 CTA，重建肿瘤，显示肿瘤与颅内动脉的关系及颅底骨质情况（图 15.1）。患者符合手术指征，无手术禁忌，行显微镜下经翼点入路蝶骨嵴脑膜瘤切除术，术中可见肿瘤血运丰富，与大脑中动脉关系密切，显微镜下肿

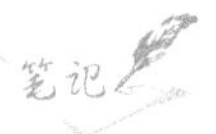

瘤全切，视神经、动眼神经及大脑中动脉保护良好。术后患者恢复良好，无眼球活动障碍，右眼视力较术前明显好转，1 周后患者顺利出院。

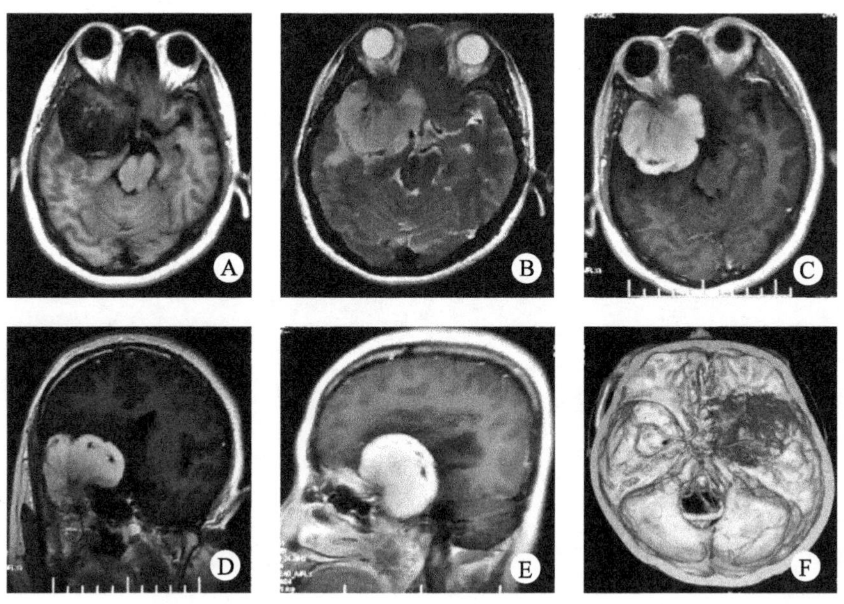

A－B：肿瘤 T_1WI 呈低信号，T_2WI 呈高信号；C－E：注射造影剂后肿瘤呈均匀强化；F：头 CTA 可显示肿瘤与颅内血管的关系

图 15.1　蝶骨嵴脑膜瘤患者术前颅脑增强磁共振和头 CTA

病例分析

蝶骨嵴脑膜瘤（sphenoid wing meningioma，SWM）起源于蝶骨大小翼上，内始自前床突，外抵翼点，占颅内脑膜瘤的 13% 左右。据 Cushing 分类法，前床突型 SWM 由于其解剖位置邻近眶尖、海绵窦区，临床上几乎所有患者均有早期眼部症状，如不同程度的视力下降、眼球突出、视野缺损、瞳孔散大、对光反射迟钝或消失、眼球运动障碍等。因蝶骨嵴脑膜瘤紧邻神经血管等重要结构，故手术切除较困难，肿瘤全切率低，而病死率、并发症和伤残率却较高。

笔记

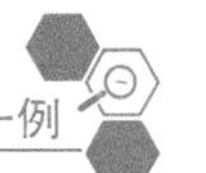

近年来，显微外科技术的临床应用，使得患者在显微手术后的临床治疗效果取得较理想的结果。

病例点评

影像学是蝶骨嵴脑膜瘤的主要诊断方法，该病例中 T_1WI 呈低信号，T_2WI 呈高信号，注射造影剂后肿瘤呈均匀强化，头 CTA 有助于判断肿瘤与颅内动脉之间的关系，如图 15.1 所示。蝶骨嵴脑膜瘤因其特殊的解剖位置，与视神经、海绵窦、颈内动脉及垂体等关系密切，所以手术难度较大，通过精细的显微手术操作可显著提高 SWM 的全切率。蝶骨嵴脑膜瘤多属于良性肿瘤，治疗上应尽可能完全切除，但因肿瘤血供丰富，止血困难，尤其是内侧型蝶骨嵴脑膜瘤，肿瘤位置较深，周围的神经血管也较多，肿瘤全切相对困难。蝶骨嵴脑膜瘤（内侧型）的深处是视神经和颈内动脉，术中对颅神经和围绕肿瘤的大血管等重要结构的处理，是肿瘤全切及减少术后并发症的关键。术中要求充分暴露，利用颅内解剖间隙对肿瘤进行切除；尽量减少脑组织的牵拉；对肿瘤的牵拉、分离动作要轻柔；当肿瘤较大时可进行分块囊内切除。

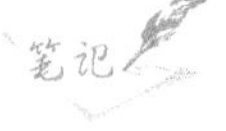

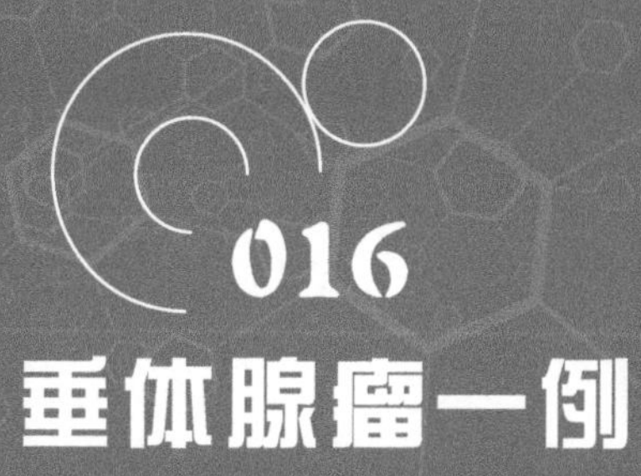

016 垂体腺瘤一例

病例介绍

患者女性，54 岁。以“左眼逐渐视物不清，右眼事物模糊 10 天”主诉入院。患者左眼视物模糊 1 年，10 天前开始逐渐视物不清，右眼视物模糊，无明显头痛。查体：神情语明，问答合作，左眼眼前数指，右眼视物模糊。术前查鞍区增强 MRI 显示如图 16. 1 所示。完善术前检查，立即给予患者行经鼻蝶窦显微镜垂体瘤切除术，术后病理汇报垂体腺瘤。术后患者双眼视力逐渐恢复，无明显异常主诉，术后一个月复查鞍区增强核磁显示如图 16. 2 所示。

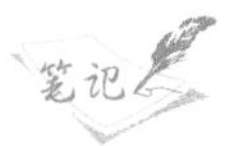

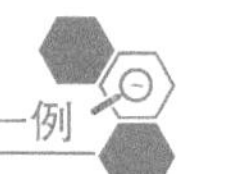

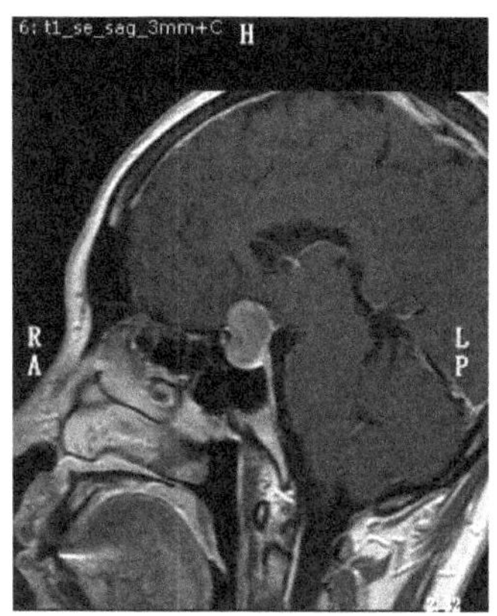

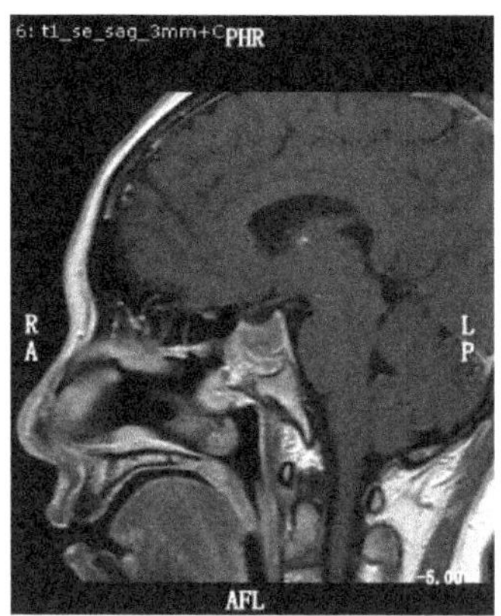

图 16.1　手术前查体增强 MR

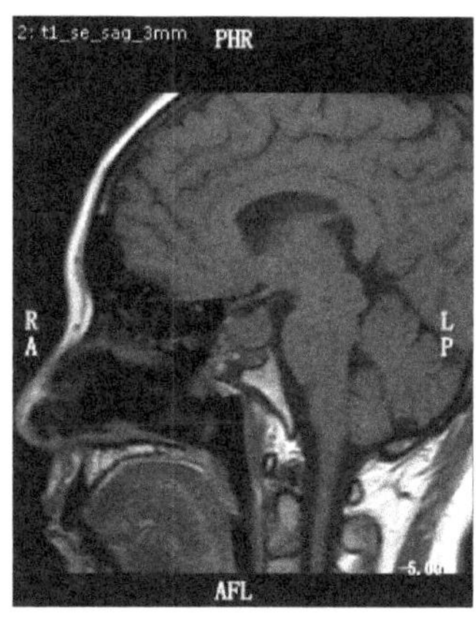

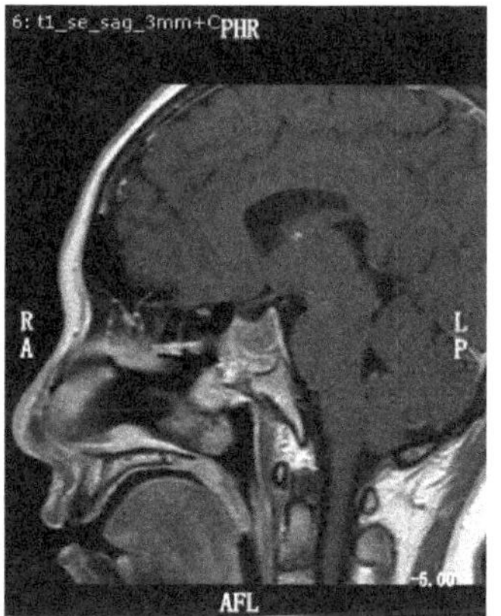

图 16.2　术后垂体增强 MR

病例分析

垂体肿瘤较常见，占颅内肿瘤的 8% ~ 15%，其中以垂体腺瘤最常见，而垂体癌与垂体囊肿少见。临床表现：1. 视野及视神经症状和原发视神经萎缩，肿瘤大压迫视交叉或视神经出现视力减退，视野缺损双颜侧偏盲和原发视神性萎缩。2. 甲内分泌和代谢障碍垂体功能低下。原因为垂体腺瘤压迫垂体出现性功能低下或甲状腺、

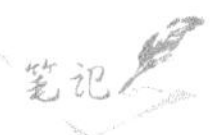

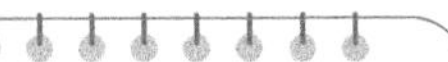

肾上腺皮质功能减退。垂体功能亢进，取决于肿瘤性质。生长激素腺瘤发生于成年前患者，表现为身材生长迅速、高大、性器官发育早，血糖过高，发生于成人则为肢端肥大症。3. 其他少数鞍上延伸压迫室间孔引起颅内压增高表现。影响垂体后叶或下丘脑出现尿崩症、嗜睡等。当肿瘤生长过快，肿瘤内压力增高致血管闭塞和出血坏死致垂体卒中，表现为突然头痛、呕吐、嗜睡、昏迷、视力急剧丧失及海绵窦与颈内动脉受压症状。

病例点评

手术指征：经鼻蝶入路手术：①存在症状的垂体腺瘤卒中；②垂体腺瘤的占位效应引起压迫症状；③难以耐受药物不良反应或对药物治疗产生抵抗的催乳素腺瘤及其他高分泌功能的垂体腺瘤（主要为 ACTH 瘤、CH 瘤）；④垂体部分切除和（或）病变活体组织检查术；⑤经鼻蝶手术的选择还需考虑到以下几个因素：瘤体的高度、病变形状、瘤体的质地与血供情况、鞍隔面是否光滑完整、颅内及海绵窦侵袭的范围大小、鼻窦发育与鼻腔病理情况、患者全身状况及手术意愿。

笔记

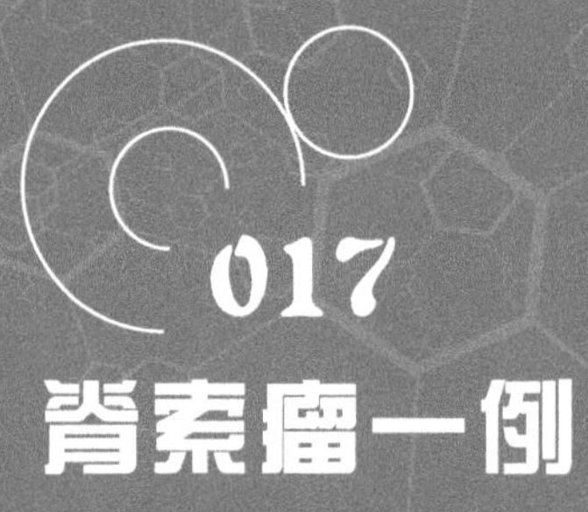

017 脊索瘤一例

病例介绍

患者女性，45 岁。患者于 2 个月前头部意外受伤，于当地行头 CT 检查发现颅内占位，进一步检查颅脑增强磁共振提示斜坡占位性病变，为求进一步诊治来我院门诊就诊。神经系统查体无明显阳性体征，颅脑增强磁共振提示蝶鞍略扩大，鞍内无明显下陷，垂体略饱满，信号均匀，增强扫描明显均匀一致强化，大小约 1.6cm × 1.0cm × 0.9cm，垂体柄居中，双侧视交叉位置正常，斜坡骨质信号异常，呈长 T_1 长 T_2，增强扫描未见明显强化。追问病史患者有头痛病史 5 年余。术前诊断斜坡脊索瘤，择期行经鼻神经内镜下肿瘤切除术，手术过程顺利，肿瘤全切，术后无脑脊液鼻漏等并发症，7 天出院（图 17.1 ~ 图 17.3）。

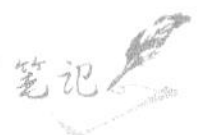

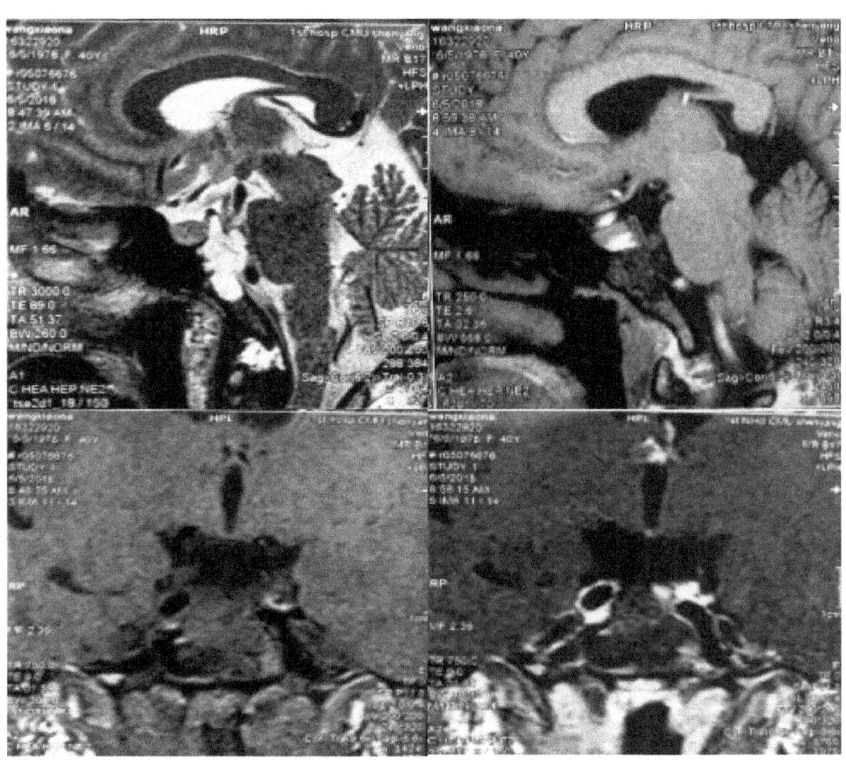

图 17. 1　术前增强磁共振

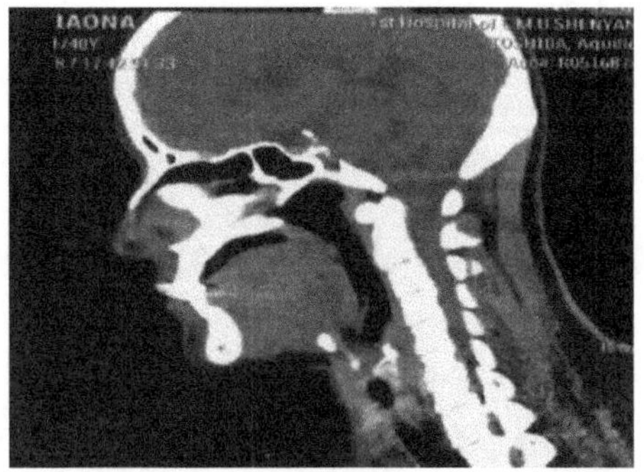

图 17. 2　术前颅骨 3D－CT

笔记

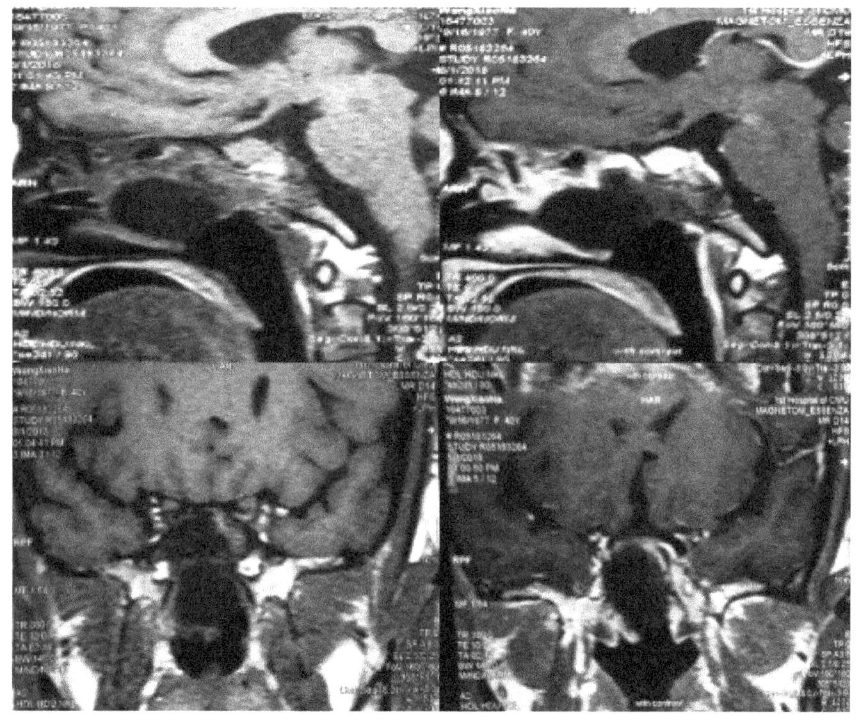

图 17.3 术后增强磁共振

病例分析

颅内脊索瘤是颅内较少见的一种破坏性肿瘤，深在于颅底部位。1857 年由 Virchow 首先记载脊索瘤，1858 年 Muller 指出脊索瘤与胚胎脊索残留组织有关。颅内脊索瘤多起自斜坡中线部位，位于硬膜外，呈缓慢浸润性生长向前可生长到鞍旁或鞍上，甚至伸入颅内或向下突入鼻腔或咽后壁。也可向后颅窝生长累及一侧桥小脑角，或沿中线向后发展而压迫脑干。脊索瘤位于蝶枕部占 35%，脊柱部占 15%，骶部最多占 50%。脊索瘤生长缓慢，病程较长，平均可存在 3 年以上头痛为最常见的症状，约 70% 的患者有头痛，有

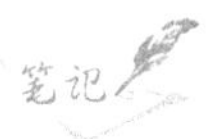

时在就医前即已头痛数年，常为全头痛，也可向后枕部或颈部扩展。头痛性质呈持续性钝痛，一天中无显著变化。脊索瘤的传统治疗以手术切除为主，由于次全切除肿瘤的 5 年生存率较活检者长，因此应尽量切除肿瘤，神经导航的应用也利于提高肿瘤全切率。但是，迄今没有一种手术入路适用于全部脊索瘤，一些脊索瘤还需多种手术入路的联合应用。位居中线的脊索瘤可选用中线手术入路，如经口－硬腭入路、经蝶窦入路、扩大额下硬膜外入路、经上颌或经颜面入路等。偏侧生长脊索瘤可用前外侧硬膜外入路后外侧（经髁）入路等。枕骨髁受累者不仅影响颅颈关节的稳定性，且术后易复发，在设计治疗方案时要特别注意。如术后放疗采用质子束或质子束与光子束的混合照射，可进一步改善颅底脊索瘤的预后。

病例点评

该病例是患者意外发现斜坡占位，平时无特异症状，但头痛病史 5 年余，属于发现比较早的典型病例。如果出现其他相应神经局灶定位体征时，肿瘤体积大且可能已经突破硬膜到达硬膜下，肿瘤突破硬膜会对手术的复杂程度及肿瘤的切除程度带来很大影响，并且术后脑脊液鼻漏，颅内感染的发生率明显增加。所以及早发现，第一次手术尽可能最大程度的全切肿瘤及清除被肿瘤侵袭的骨质，对患者的预后有决定性的影响。

病理结果：斜坡肿物脊索瘤，病理结果如图 17.4 所示。

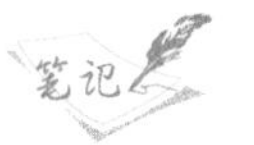

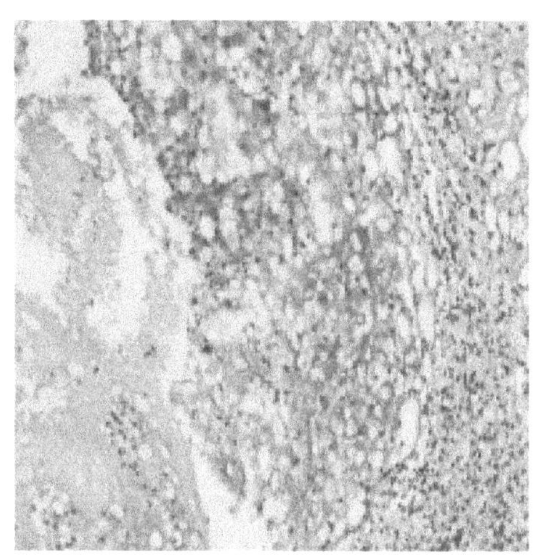

图 17.4 术后病理

肉眼所见：

(斜坡肿瘤(3)组织大小约 1cm × 1cm × 0.3cm，B—堆全取肿瘤包膜(1)C 送检小组织大小 0.2cm × 0.1cm，全取

镜下所见：

AB 瘤细胞漂浮于丰富的黏液中，部分瘤细胞体积大、胞浆内见许多空泡，呈液滴状，部分细胞体积小，呈星芒状 C 纤维包膜，其内见极少量瘤细胞

免疫组化：

B：CK(PAN)(+)CK19(+)CK20(-)CK7(灶状+)CK8/18(+)EMA(+)GFAP(-)NSE(+)S-100(+)

Synaptophysin(-)Vimentin(+)Ki-67(5% +)C：CK(PAN)(+)NSE(-)S-100(个别细胞+)Synaptophysin(-)

Vimentin(纤维+)Ki-67(散在+)

诊断意见：

AB(斜坡肿物)：脊索瘤 C(肿瘤包膜)：纤维包膜，其内见极少量脊索瘤细胞

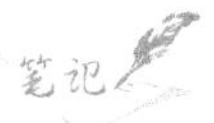

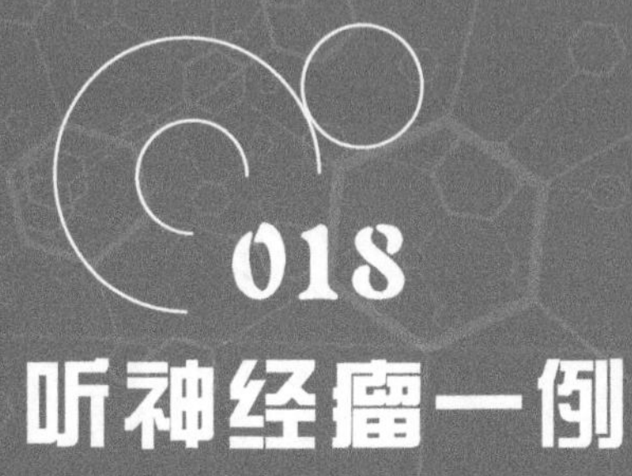

018 听神经瘤一例

病例介绍

患者女性，70 岁。以“左侧面部麻木伴味觉减退半年，加重伴走路踩棉花感 3 个月”为主诉来诊。

查体：神清语明，左侧听力丧失，左侧面部感觉减退，Romberg 征阳性，余查体未见明显异常。

辅助检查：颅脑增强 MRI 提示左侧桥小脑角区听神经瘤（图 18.1）。入院完善检查后于电生理监测下行乙状窦后入路听神经瘤切除术（图 18.2、图 18.3），术后无面瘫，面部麻木症状较前缓解，病理回报提示听神经瘤（图 18.4），术后 1 周出院。术后 2 个月复查颅脑 MRI 提示肿瘤全切（图 18.5）。

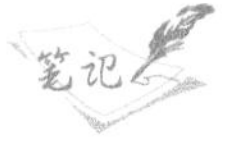

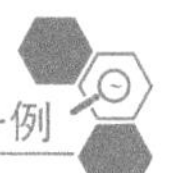

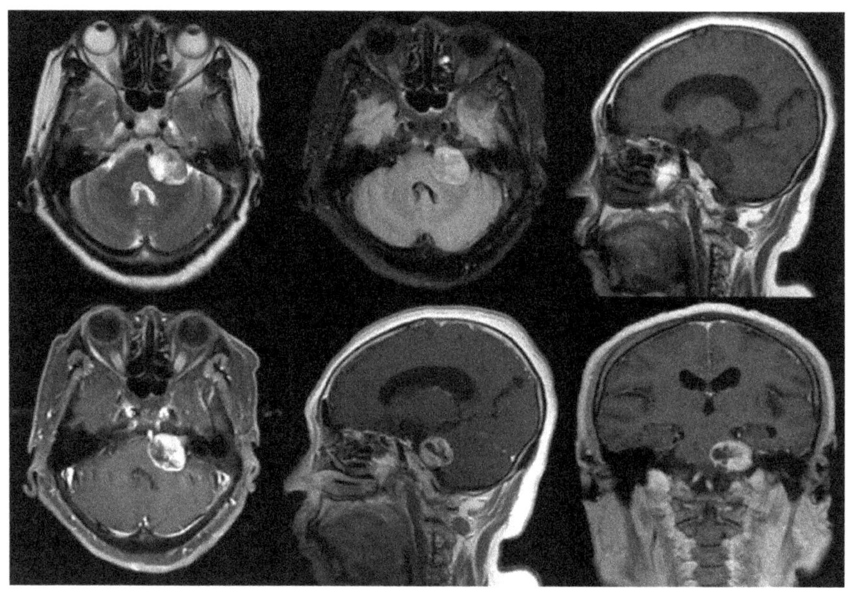

图 18.1 术前 MRI 提示左侧桥小脑角稍长 T_1 稍长 T_2 信号影，增强见不均匀强化

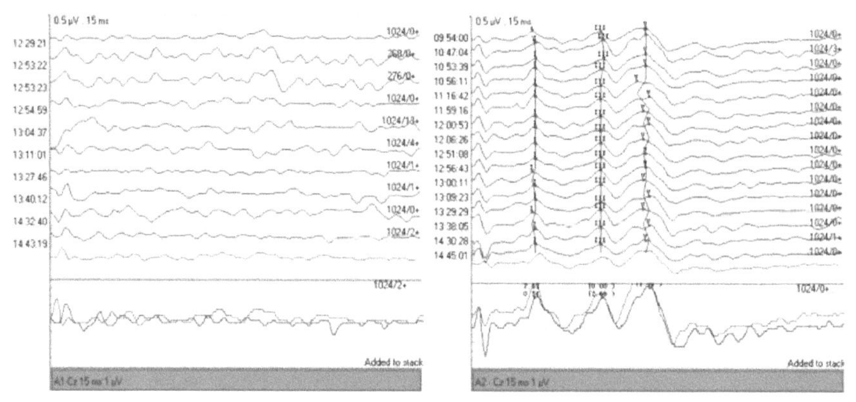

图 18.2 术中脑干听觉诱发电位监测脑干功能及听神经传导通路功能

病例分析

听神经瘤（acoustic neurinoma）起源于前庭神经的鞘膜，来源于前庭神经纤维本身的神经纤维瘤相当少见，听神经瘤是典型

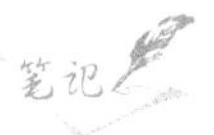

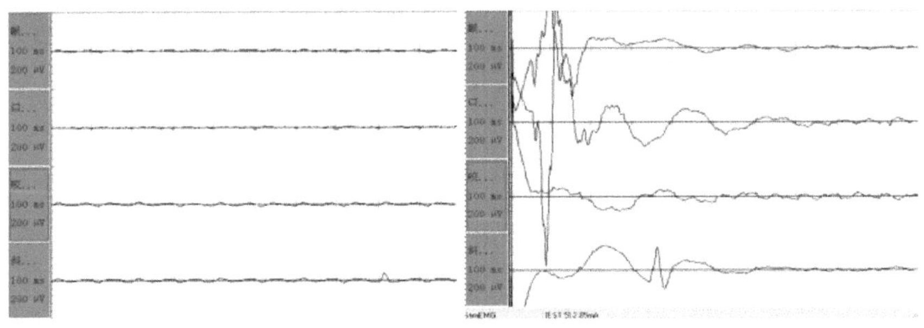

图 18.3　术中颅神经肌电图监测保护面神经功能

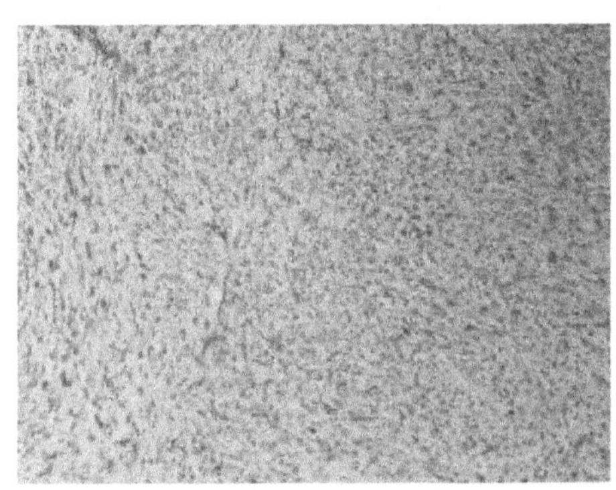

图 18.4　病理回报提示听神经瘤

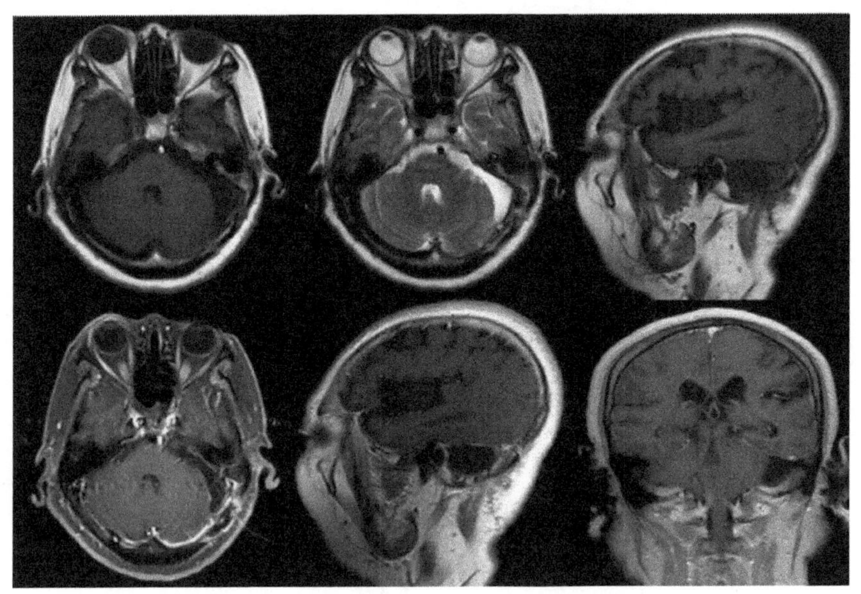

图 18.5　手术后 2 个月复查 MRI 提示肿瘤全切

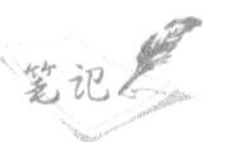

的前庭神经鞘瘤，所以应更准确地称为前庭神经鞘瘤（vestibular Schwannoma）。前庭神经鞘瘤起源于外胚层，听神经包括前庭神经和蜗神经，与面神经一起走行于内听道内。听神经颅内段无神经鞘膜，只有神经胶质细胞和软脑膜覆盖，至内听道口处穿过软脑膜后才由施万细胞覆盖，故肿瘤多发生于内听道并逐渐向颅内扩展。该肿瘤为良性，尚无恶变报道。大多数发生于一侧。少数双侧发病，多为神经纤维瘤病的一个局部表现。听神经瘤是颅内常见肿瘤之一，占8%~10%，占小脑桥脑角肿瘤的75%~90%。听神经瘤好发于中年人，通常在30岁以后出现症状。全切肿瘤可终身治愈。影响肿瘤全切与预后的最相关的因素是肿瘤大小、质地、肿瘤与脑干和脑神经关系、神经电生理监测及术者的经验。听神经瘤的体积越小，术后面神经及听觉功能的保存率就越高。目前听神经瘤平均手术死亡率为0~1%，总体面神经功能保留率在50%~70%；瘤体直径在2cm以下的小型听神经瘤的面神经功能保留率在80%~90%，听力保留率达30%左右。部分小型前庭神经瘤（直径<2cm）和大型前庭神经瘤术后残留者已可使用γ刀和射波刀治疗，在肿瘤控制和神经功能保留等方面获得了满意效果。听神经瘤的病程进展缓慢，从发病到住院治疗平均时间为3.6~4.9年。首发症状主要是前庭耳蜗神经的症状，包括头晕、眩晕、单侧耳鸣和耳聋等。听神经瘤主要引起桥小脑角综合征，包括听神经及邻近各颅神经的刺激或麻痹症状、小脑症状、脑干症状和颅内压增高等症状。由于听神经瘤的临床表现的演变与肿瘤大小发展有关，故常将肿瘤的表现分为4期：第1期——肿瘤直径<1cm，仅有听神经受损的表现，除眩晕、耳鸣、听力减退和眼球震颤外，无其他症状，故常被患者忽视或求医于耳科，临床上与听神经炎不易鉴别。第2期——肿瘤直径<2cm，除听神经症状外出现邻近颅神经症状，如三叉神经、小

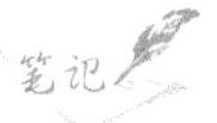

脑半球症状，一般无颅内压增高，内听道可扩大。第 3 期——肿瘤直径在 2 ~ 4cm，除上述症状外可有后组颅神经（第Ⅸ、第Ⅹ、第Ⅺ对颅神经等）及脑干推移受压症状，并有不同程度的颅内压增高，脑脊液蛋白质含量增高，内听道扩大并有骨质吸收。临床诊断已无困难。第 4 期——肿瘤直径 > 4cm，病情已到晚期，上述症状更趋严重，语言及吞咽明显障碍，可有对侧颅神经症状，有严重的梗阻性脑积水，小脑症状更为明显，有的可出现意识障碍，甚至昏迷，并可有角弓反张等发作，直至呼吸骤停。

病例点评

1. 该病例肿瘤直径约 3cm，分期归为第 3 期，已有听神经、三叉神经及小脑症状，具备手术指征，择期手术后症状缓解。

2. 听神经瘤手术中使用神经电生理监测技术，包括自由肌电图、激发肌电图及脑干听觉诱发电位等监测，保护面神经、三叉神经等颅神经及脑干功能，可以大大提高手术面神经的功能保留率，此例患者在电生理监测技术下完整保留面神经解剖及功能（图 18.2、图 18.3）。

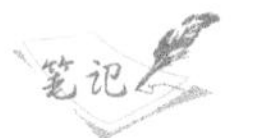

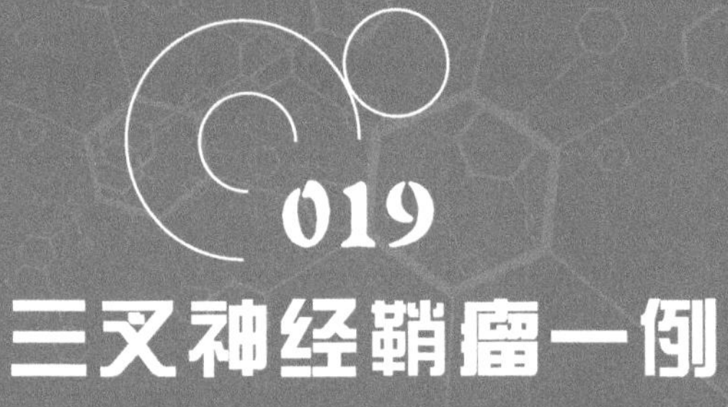

019 三叉神经鞘瘤一例

病例介绍

患者男性，53 岁。以“头痛伴右侧下肢活动不灵 2 个月”为主诉入院。

入院查体：神清语明，查体合作，面部感觉无减退，无面瘫、耳鸣等颅神经受累表现，右下肢活动略差，肌力Ⅳ级。颅脑 MRI 提示右侧桥小脑角囊实性占位性病变，等长 T_1 等长 T1 信号影，增强见不均匀强化，考虑为三叉神经鞘瘤（图 19.1）。完善相关检查后，经乙状窦后入路行三叉神经鞘瘤切除术，术后有轻微面部麻木，无面瘫、视物重影等症状，恢复良好，病理回报为神经鞘瘤（图 19.2），术后 10 天拆线后出院。术后复查 CT 见肿瘤全切（图 19.3）。

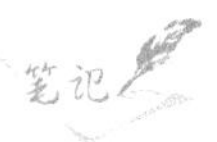

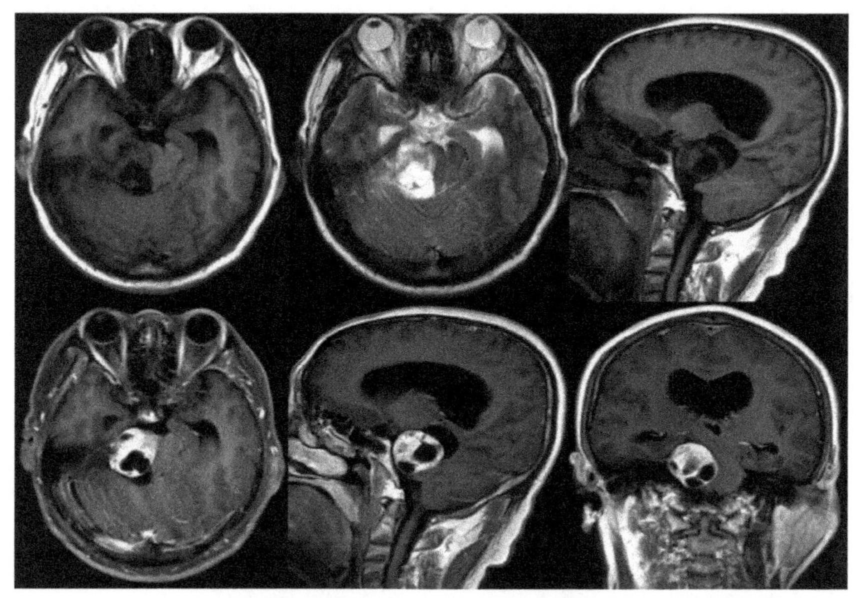

图 19.1　术前 MRI 提示右侧岩骨天幕等 T_1 等 T_1 信号影，增强见不均匀强化，考虑为三叉神经鞘瘤

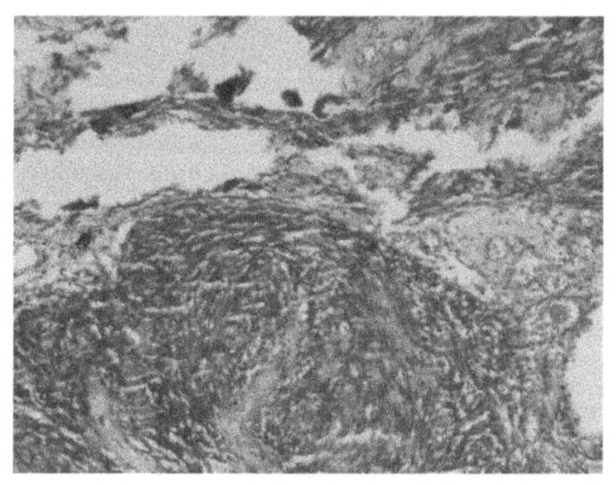

图 19.2　病理回报为神经鞘瘤

病例分析

笔记

三叉神经鞘瘤是起源于三叉神经的施万细胞瘤，发生率仅次于听神经瘤，为第二位的颅内神经鞘瘤，在所有的颅内肿瘤中占 0.2%～1.0%，而在颅内施万细胞瘤当中占 5%，组织学上属良性

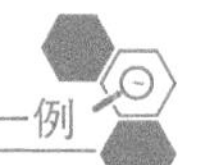

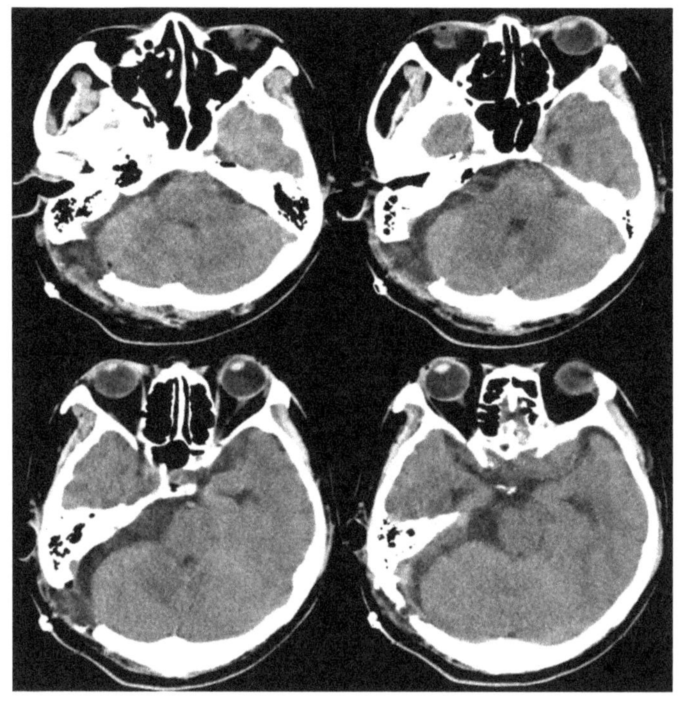

图 19.3 术后复查 CT 见肿瘤全切

肿瘤。1846 年和 1849 年，Dixon 和 Smith 分别报道了起源于三叉神经半月节的原发肿瘤。1918 年，Frazier 首次报道了三叉神经鞘瘤成功切除的案例。三叉神经鞘瘤发病高峰在 40～50 岁，男女发病率无明显差别。按照肿瘤的位置和生长方式，通常可将其分为 4 型。A 型：主要位于中颅窝（起源于三叉神经 Meckel 囊鞘膜）；B 型：主要位于后颅窝（起源于三叉神经根部鞘膜）；C 型：哑铃型肿瘤累及中、后颅窝（起源于三叉神经 Meckel 囊鞘膜）；D 型：肿瘤侵及路外颞下窝、翼腭窝等。三叉神经鞘瘤常以一侧三叉神经有关的症状发病，其中一侧面部麻木，可伴有角膜反射减退或消失最常见，继之为面痛和咀嚼肌的无力和萎缩。手术入路主要包括扩大中颅窝底硬膜外入路和枕下乙状窦后入路。

笔记

病例点评

1. 该病例肿瘤主要位于后颅窝，分型归为 B 型，故而选择手术入路为枕下乙状窦后入路，以达到肿瘤全切，保留脑神经功能的目的。

2. 因该肿瘤主要位于后颅窝，注意与听神经瘤相鉴别，听神经瘤起源于前庭神经鞘膜，故而一般存在内听道扩大，CT 及 MRI 有助于鉴别诊断。

笔记

020 先天性小脑扁桃体下疝畸形一例

病例介绍

患者女性，38 岁。以“头晕、左上肢肿痛伴肢体僵硬 1 周”为主诉入我院神经外科诊治。患者 1 周前开始出现左上肢麻木，无力。手不能持物，有时左上肢肿痛，左侧上半身多次被烫伤，伤处无疼痛感，1 周来时有头昏，后枕部不适感。

查体：神志清，语言流利，颈项短，后发际线低，颅神经检查无异常，左侧上半身痛温觉消失，触觉正常，左上肢近端肌力Ⅳ级，远端肌力Ⅲ级，肌张力低，左手肌肉萎缩，呈轻度“爪形手”，左手腱反射减弱，病理反射未引出。考虑为脊髓空洞症。行 CT 和 MRI 扫描显示 1. 寰枕畸形；2. 小脑扁桃体 - 延髓联合下疝；3. 脊髓空洞症（C2 - T4）(图 20. 1)。于全身麻醉下行后颅窝减压术，术

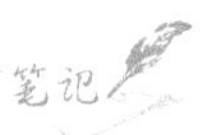

后患者头晕症状得到改善，左上肢肿痛及左半身痛温觉异常症状得到一定程度缓解，术后 2 个月随访患者，不适症状消失，活动如常人，未复查 MRI。

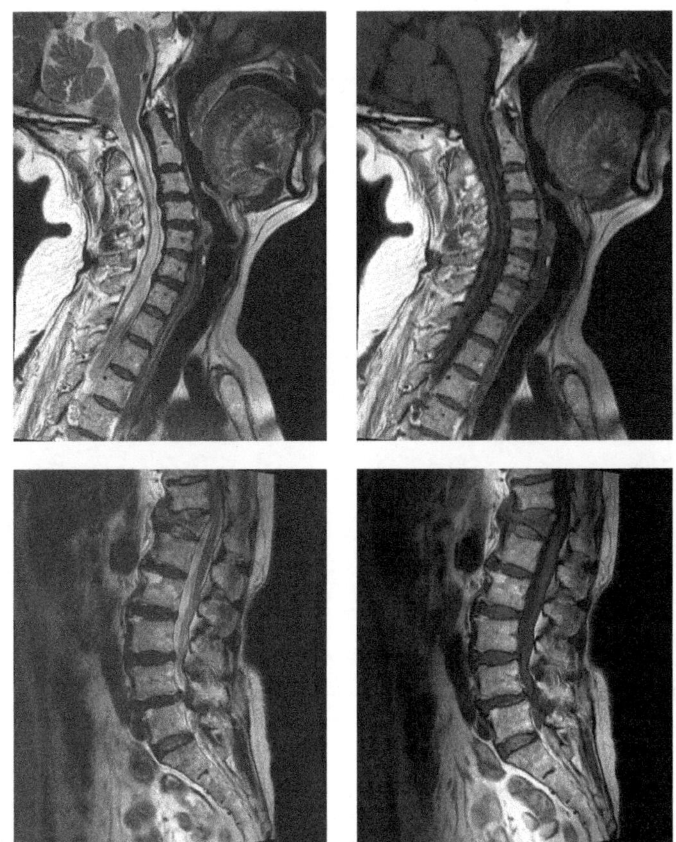

图 20.1　C2 – T4 脊髓水平可见细条形长 T_1 长 T_2 信号影

病例分析

小脑扁桃体下疝畸形也称 Chiari 畸形（Chiari – malformation, CM），是一种以小脑扁桃体向下疝人枕骨大孔为特征的先天性畸形，脊髓空洞症（Syringomyelia，SM）为其常见的合并症。

笔记

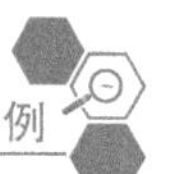

一、CM－SM 的发病机理

1. CM 的发病机理：Chiari 畸形的发病学说很多，但均不能满意地解释一些问题。现较流行的学说为 CM 胚胎中胚层枕骨部体节发育不良，导致枕骨发育滞后，而小脑脑干发育正常出现后颅窝过度拥挤现象，从而疝出到椎管内。研究表明患者后颅窝容积明显小于正常人是该病的特征性表现。后颅窝减压术对幕上、下容积比正常的 CM 患者无效。

2. SM 形成的学说：脊髓空洞在 CM 的合并症中占很大比例，占 30%～70%。CM 伴发脊髓空洞的发病机理至今尚无定论。目前认为枕大孔区狭窄性病变是导致空洞形成的重要因素。主要有以下几种学说：(1)“水锤效应学说”。由于第四脑室脑脊液正常循环通路存在梗阻，脑脊液（CSF）梯度形成及脑脊液搏动冲击脊髓中央管，使之扩大，从而形成“空洞”。此学说已被动物实验模型证实并被临床所广泛接受。(2)“漏出学说”。由于脊髓 CSF 回流受阻，使 CSF 通过血管周围间隙及神经根轴，经脊髓实质进入中央管所致。当小脑扁桃体下疝堵塞枕大孔时，压力传递不能正常进行，在高位颈髓蛛网膜下腔产生压力梯度差（CSF 压力分离）并作用于脊髓表面，使 CSF 通过脊髓血管间隙渗入髓内，产生空洞。而对颈髓的压迫使中央管内的液体向下运动，导致空洞不断发展。(3)“脊髓微管学说”。脊髓在发育过程中，有微管的残留，到成年时逐渐扩大形成空洞。此学说也得到病理解剖上的证实。(4)“颅－脊髓压力分离学说”。此学说认为反复的咳嗽、喷嚏等使颅内静脉压骤然升高。使 CSF 经开放的中央管扩张形成空洞。扁桃体压迫、脊髓中央管口的阻塞、毛细血管增生和蛛网膜增生，此四者的综合因素造成脊髓中央管口处的薄膜形成。但并不是每个患者术中均能发现薄膜，说明其理论有一定的局限性。

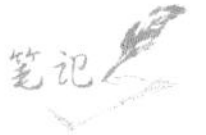

二、影像学诊断

1. 诊断标准：MRI 是显示和诊断 CM 并发 SM 最简单有效的方法。CM 主要病理特征是小脑扁桃体疝入到椎管内几毫米至几厘米。有关小脑扁桃体疝出枕骨大孔平面的距离，一般在 MRI 矢状面将小脑扁桃体下缘达枕骨大孔平面以下 5mm 作为病理改变的标准，3～5mm 为界限性正常。1991 年 Pillay 等主张以 MRI 所示对成人 CM 进行分型：扁桃体下疝合并脊髓空洞者为 A 型，无脊髓空洞者为 B 型。这样有利于采取不同的治疗方式。

2. MRI 征象：T_1WI 最适于观察小脑扁桃体的位置及大小。其主要 MRI 表现为：（1）小脑扁桃体变尖向下延长；（2）枕大池变小；（3）合并 SM 或颅颈区畸形；（4）合并脑积水；（5）后颅窝变小；（6）第四脑室下移、变形、消失或部分有不同程度的扩张，形成泪点状憩室；（7）脑干显著延长，延髓突入颈椎管。

三、手术治疗

1. 治疗原则：CM 是先天性的，而合并 SM 却是后天性的。枕骨内生软骨发育不良不仅是 CM 畸形发病学上的重要环节，而且很可能是始动环节。颅后窝容积小和颅颈区蛛网膜下腔狭窄是 CM 并 SM 发病的关键环节。当颅颈部蛛网膜下腔梗阻致 CSF 循环障碍达到一定程度时就有可能发生脊髓空洞。经过实践表明 CM 并 SM 保守及放射治疗疗效均较差，其治疗方式主要是手术。手术的原则为解除颅颈区蛛网膜下腔梗阻、通畅 CSF 循环。

2. 手术关键：对于 CM 并发 SM 的治疗，目前认为外科手术治疗只能遏止或减缓其进展，不能治愈脊髓损害。手术的关键是选择合适的术式扩大颅后窝的容积，解除下疝的小脑扁桃体和脊髓空洞内液体对脑干、脊髓的压迫，改善 CSF 和脊髓血液循环。

笔记

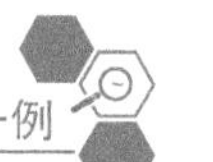

病例点评

后颅窝容积狭小及枕大孔区堵塞是形成 CM－SM 复合征的原发性根本原因。因此扩大后颅窝容积，解除枕大孔和上颈椎对小脑、延髓、四脑室和该区其他神经组织的压迫是手术之根本目的。本病例患者行骨窗减压扩大枕大孔，从而增大后颅窝容积。恢复 CSF 正常循环亦是手术的重要目的之一。对于下疝的小脑扁桃体小脑可电凝回缩，大者应软膜下切除，以便解除对延颈髓的压迫。同时应注意解除下小脑扁桃体外侧对副神经和后组颅神经根的压迫，此点对伴有根性症状的患者尤其重要。根据 CM 形成 SM 的理论，通过上述手术步骤重建枕大池，导致 SM 形成的原因已基本解除，故不主张另行 SM 分流术。从远期疗效看后颅窝减压后行肌筋膜修补或人工硬膜修补重建枕大池对预防枕大池区粘连可能更为有利。对再次形成空洞或术后空洞继续扩大且症状明显者，可另行脊髓空洞－蛛网膜下腔分流术。

笔记

021

肿瘤椎管内硬膜外肿瘤一例

病例介绍

患者男性，49 岁。以“颈枕部疼痛伴四肢间隙性麻木不适 2 月余”为主诉收入我院神经外科。患者 2 个月前无明显诱因出现颈枕部疼痛，呈阵发性放射性疼痛，左侧明显，放射至左侧颞顶部，颈部活动时疼痛加重，四肢时有间歇性麻木。疼痛明显时伴恶心，无发热、呕吐，无心慌、胸闷、气促及呼吸困难。

查体：脊柱生理弯曲存在，颈枕部轻压痛，颈椎旁组织未见明显压痛。颈部屈伸、左右旋转及侧屈活动明显受限，活动时颈枕部疼痛加剧。四肢肌力、肌张力未见明显减弱，痛、温觉时有减退，深感觉无明显减退。病理反射未引出，生理反射存在。头颅及颈部 MRI + C 示上颈段寰、枢椎水平脊髓背侧占位性病变，大小 3. 0cm ×

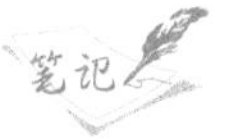

1.8cm，脊髓中央管受压，考虑神经源性肿瘤可能性大（图 21.1）。患者在全麻下行经后路椎管内占位性病变摘除术。患者术后恢复良好，术前不适症状于术后两周后消失。行脊髓 MRI + C 检查示肿物完全切除，生理结构恢复（图 21.2）。

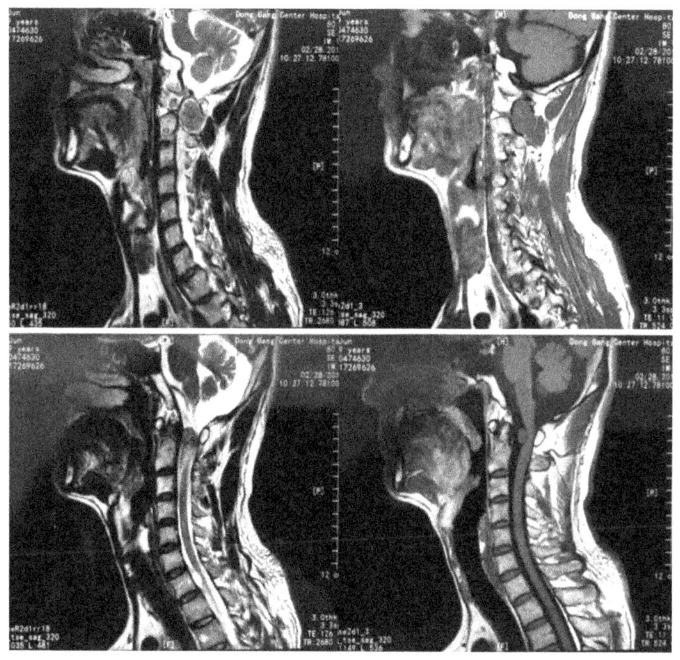

图 21.1 可见 C1 – C2 椎管内、外，硬膜外占位病变

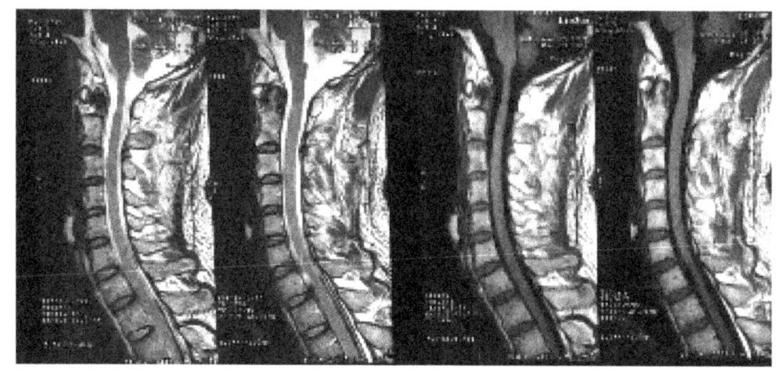

图 21.2 术后可见肿物已经完全切除

笔记

病例分析

椎管内硬膜外病变常压迫脊髓、神经根引发剧烈疼痛甚至躯体功能障碍，正确的诊断定性对于选择治疗方法，争取治疗时机具有重要意义。当病变形态相似时，MR 信号特征则成为鉴别诊断的重要依据，下面将形态近似，易于混淆的病变 MR 信号进行对比分析，以利鉴别。

（1）转移瘤与淋巴瘤

二者形态上均呈梭形、条形，且都可引起椎体及附件骨质破坏，但 MR 信号略有不同。MRI 显示转移瘤 T_1 呈等或低信号，T_2 呈等信号或高信号，由于转移瘤囊变坏死少见，信号较均匀，增强扫描根据原发肿瘤血供不同，可有各种程度强化，多数呈中等程度强化。由于淋巴瘤血供丰富，增强扫描病变多数呈明显强化。二者鉴别点：①椎体破坏方式不同；②转移瘤 T_2 信号比淋巴瘤低且较均匀。

（2）神经鞘瘤与脊膜瘤

硬膜外神经鞘瘤与脊膜瘤均可位于侧方硬膜外腔，形态与生长方式相似，容易误诊，MR 信号差别是重要鉴别点。神经鞘瘤由于毛细血管和血窦丰富，容易囊变、坏死，T_1 呈略低或等信号，T_2 呈略低于脑脊液的高信号，信号不均匀，完全囊变时，呈长 T_1 长 T_2 信号，可见完整包膜；实性神经鞘瘤 T_1WI 呈等信号，T_2WI 呈等或略高信号，信号均匀。增强扫描，肿瘤呈明显全瘤强化，实性肿瘤强化均匀，囊性肿瘤呈环形强化。脊膜瘤 97% 以上为实性，与神经鞘瘤相比信号均匀。MR 显示 T_1、T_2 均以等信号为主，肿块以宽基底附于硬脊膜，并见邻近硬脊膜增厚，增强扫描全瘤呈中等程度

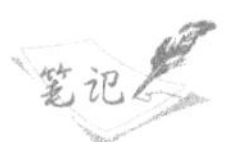

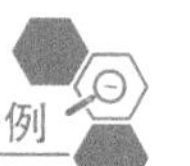

均匀强化。脊膜瘤与神经鞘瘤主要鉴别点在于 T_2WI 信号强度前者低于后者，且比后者信号均匀。二者主要鉴别点在于前者通常沿椎间孔生长，后者始终与椎间盘信号一致，且与椎间隙关系密切。

（3）海绵状血管瘤与血管脂肪瘤

二者形态均为纺锤形，信号相近。海绵状血管瘤病理改变为紧密排列的薄壁血管管腔，血窦壁菲薄，破裂出血导致血栓形成、纤维化、钙化等继发病理变化。这也是其成像基础。MR 显示海绵状血管瘤 T_1WI 呈等信号或稍低于硬膜外脂肪的高信号，T_2 呈近似于脑脊液的高信号，信号略不均匀，可见细纹状低信号影，增强扫描全瘤明显强化。血管脂肪瘤是一种富含小血管的脂肪瘤，镜下可见成熟脂肪细胞和血管瘤性增生，在 MRI，肿瘤因其脂肪成分和散在的血管成分比例不同，在 T_1 像呈不均质的高信号或等信号，等信号的范围和血窦的多少相符，高信号范围则与脂肪含量一致。在 T_2 像，其信号等于或略低于硬膜外脂肪信号，增强扫描肿块明显强化。海绵状血管瘤与血管脂肪瘤在形态上相似，二者鉴别点：①前者信号比后者均匀，因为海绵状血管瘤血窦分布均匀，血管脂肪瘤内血管团块样分布；②T_2 前者信号较后者更高，脂肪抑制像后者信号明显降低。

（4）动静脉畸形

硬膜外动静脉畸形异常血管团一般较小，常位于神经根鞘附近的硬脊膜上。MRI 显示肿块与硬脊膜背侧紧密相连，边缘锯齿状，信号不均匀，T_1WI 呈等信号，T_2WI 呈高信号，可见于硬脊膜上的管状、串珠样流空血管。由于血管畸形常合并血栓、出血，增强扫描呈轻至中等程度强化。硬膜外管畸形易并发硬膜外血肿，不同时期肿呈现不同信号特点，并遮盖流空血管影，因此，血管畸形主要与硬膜外血肿鉴别，Gd－DTPA 增强及增强 MRA 有助诊断。对于

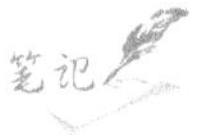

无外伤史的硬膜外血肿应考虑到血管畸形的可能。

病例点评

C1－C2 在颈部活动和稳定性中起着极为重要的作用，同时该段椎动脉走行复杂，因此给切除此段哑铃型肿瘤增添了很大的难度和风险。本病例采用后正中半椎板入路切除椎管内外肿瘤，不仅完全保留了一侧的椎板、黄韧带和小关节的完整，同时保留了棘突，以及脊间和棘上韧带，该侧棘突附着的颈部肌肉也无任何剥离。因 C2 神经根并不从椎间孔出椎管，而是在 C1－C2 椎板间出椎管，因此，C1－C2 肿瘤多位于 C1 后弓与 C1－C2 椎板间，故术野仅限于 C1 后弓与 C1－C2 椎板，对肿瘤侧的小关节也没有任何影响。该入路不仅保证了脊柱前柱和中柱的完整，而且保留了后柱中对稳定性最为重要的棘间韧带的完整，虽然剥离了一侧的肌肉，但良好的解剖复位和骨骼、韧带的保留使之对稳定性基本没有影响。在手术过程中，我们体会到由于椎动脉本身有自己的静脉丛包绕，而肿瘤也大多有自己的薄膜，虽然有时影像显示椎动脉与肿瘤关系密切，或者大部分被包绕，实际上肿瘤与椎动脉间还是存在间隙，只要在显微镜下仔细操作，完全剥离肿瘤是能做到的。

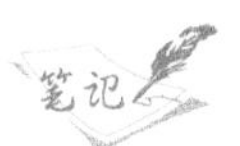

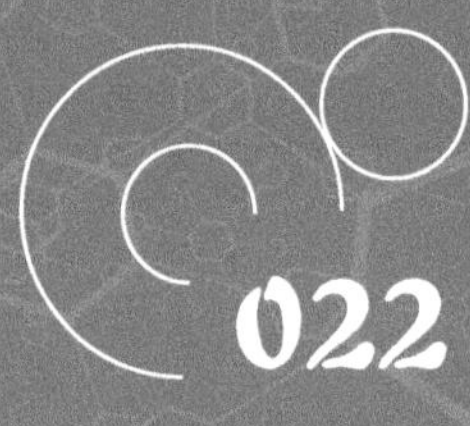

022 髓外硬膜下神经鞘瘤一例

病例介绍

患者男性，两个月前在劳动后背部出现剧烈疼痛，后疼痛缓解，之后疼痛呈间歇性发作，咳嗽时疼痛加重。

查体： 患者四肢肌力正常，各种感觉正常，无尿便障碍。行 MRI 增强显示胸 2 - 胸 3 水平椎管内髓外硬膜下等 T_1，长 T_2 信号，增强后可见均匀一致强化，占位效应明显，脊髓严重受压移位至左侧（图 22.1）。实施了锁孔通道下脊髓占位切除，肿瘤完全切除。术后患者疼痛消失，运动、感觉良好。复查 MRI 增强及脊柱 3D - CT，肿瘤完全切除（图 22.2）。术后 7 天，患者出院。

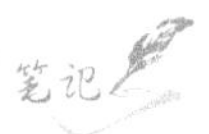

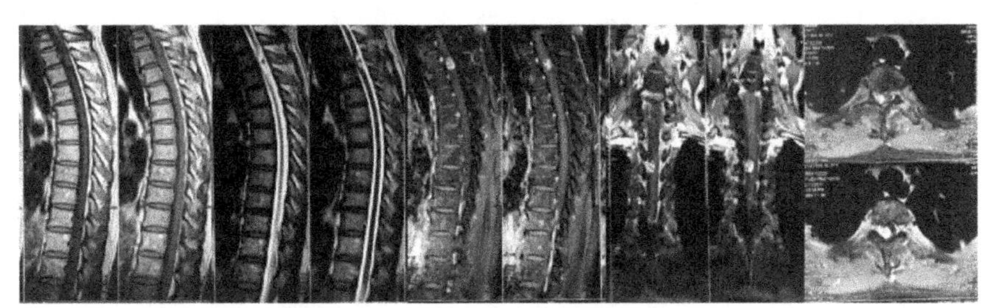

图 22.1　胸 2－胸 3 水平椎管内髓外硬膜下等 T_1，长 T_2 信号，增强后可见均匀一致强化，占位效应明显，脊髓严重受压移位至左侧

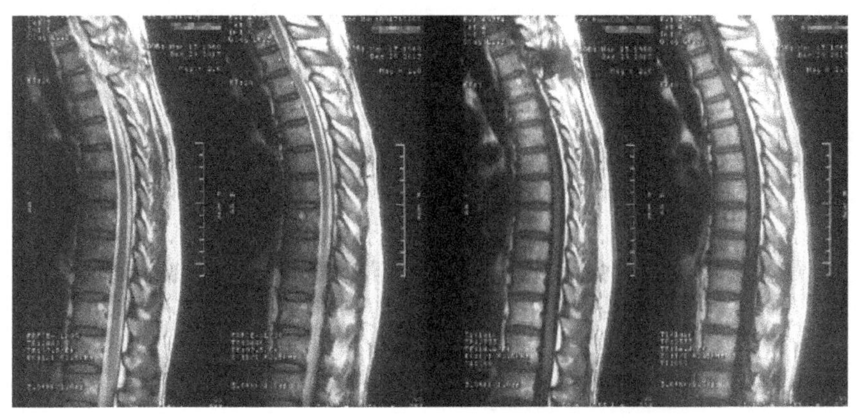

图 22.2　肿瘤完全切除，无残留，脊髓压迫解除

病例分析

脊髓肿瘤是起源于椎管内脊髓及其他组织，如硬脊膜、血管、脂肪等的原发性和转移性肿瘤。脊髓肿瘤发病率较低，在人群中为 0.09‱～0.25‱，约为脑肿瘤发病率的十分之一。根据肿瘤生长部位及与脊髓的关系可分为硬脊膜外肿瘤、髓外硬膜下肿瘤及髓内肿瘤。髓外硬膜下肿瘤指的是肿瘤生长在硬脊膜内脊髓外。髓外硬膜下肿瘤是脊髓肿瘤最常见类型。髓外硬膜下肿瘤最常见类型为神经鞘瘤，神经鞘瘤约占脊髓肿瘤的 40%，髓外硬膜下肿瘤的 70%，

笔记

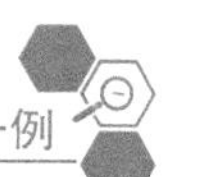

其次为脊膜瘤，脊膜瘤占脊髓肿瘤的10%～15%。其他肿瘤如皮样囊肿、表皮样囊肿，以及畸胎瘤等。除脊膜瘤好发于女性，其他肿瘤均男性多于女性。

脊髓肿瘤症状主要为局部刺激及脊髓压迫症状，主要包括运动神经、感觉神经及括约肌功能障碍，位于不同节段，症状及体征也有各自特点。高颈段（C1－C4）可出现枕部、颈部放射性疼痛，四肢痉挛性瘫痪，感觉消失，以及膈肌功能受损产生的呼吸功能障碍。颈膨大段（C5－T1）出现于肩部。上肢疼痛麻木，双上肢弛缓性瘫痪，双下肢痉挛性瘫痪，以及受损节段以下感觉平面障碍。对应相应节段的神经反射会受到相应影响，C5－C6可出现肱二头肌反射减弱或消失，C6－C7肱三头肌反射减弱或消失。C8－T1节段肿瘤可出现霍纳综合征。胸段肿瘤（T2－T12）多见胸背痛，可为放射性疼痛或者束带感，双上肢正常，双下肢痉挛性瘫痪。脊髓部分受压，也可出现脊髓半切症。腰骶段（L1－S5）可出现下肢放射性疼痛，下肢弛缓性瘫痪，括约肌功能障碍，会阴部感觉障碍或疼痛。髓外硬膜下肿瘤多生长缓慢，首先刺激相应部位，后产生压迫症状，当肿瘤生长占据空间较大时，引起脊髓半切症甚至横贯性损害。神经鞘瘤多压迫相应部位神经根引起根痛症状，脊膜瘤多引起感觉障碍及运动障碍，而神经根痛出现较晚。

髓外硬膜下肿瘤的诊断，首先要详细询问患者病史，主要围绕神经根痛、感觉功能障碍、运动功能障碍、二便情况。查体包括浅感觉、深感觉检查，感觉平面的检查有利于肿瘤的定位。四肢肌肉是否萎缩，肌力及肌张力检查。神经反射检查。结合病史及查体可对肿瘤有初步的定性及定位诊断。MRI是最具价值的影像学检查，可以对肿瘤进行精确定位，并显示肿瘤与周围脊髓、椎骨等组织的关系。CT对肿瘤显示不是很理想，但观察肿瘤对骨质的影响较为

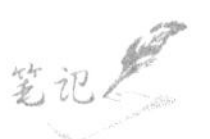

清晰。椎管造影可显示蛛网膜下腔梗阻部位，对肿瘤定位诊断具有一定意义。脊髓血管造影主要用来显示肿瘤的供血动脉和引流静脉，对指导手术具有一定意义。

鉴别诊断：椎间盘突出：椎间盘突出好发部位为 C5 – C6，L4 – L5，L5 – S1。脊髓平片可见椎间隙变窄。MRI、CT 有助于诊断。脊髓蛛网膜炎：多有发热史或外伤史，病程长，广泛性根痛，运动障碍较感觉障碍明显，可见间歇缓解期。脑脊液检查蛋白质与白细胞均升高。椎管造影珠状分散，无明显梗阻平面。

髓外硬膜下肿瘤多为良性肿瘤，诊断明确后，建议及早行手术治疗，手术效果取决于肿瘤部位、性质，肿瘤压迫范围、时间。

病例点评

该患者后背部出现放射性疼痛两个月，行 MRI 检查示胸 2 – 胸 3 髓外硬膜下占位病变。患者存在的放射性疼痛为神经根痛，无肢体活动障碍及感觉障碍。诊断明确后，早期行手术治疗，患者术后效果良好，疼痛消失。神经鞘瘤早期多为根痛症状，符合该患者临床表现，疼痛位置对病变位置具有一定的定位意义，MRI 可以明确肿瘤大小位置及脊髓压迫情况。髓外硬膜下肿瘤多为神经鞘瘤、脊膜瘤，一旦诊断成立，建议尽早行手术治疗，术后神经功能多数能够恢复。

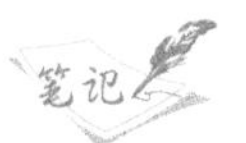

023 髓内室管膜瘤一例

病例介绍

患者58岁，入院前四个月出现双侧手指尖麻木，后麻木范围扩大到手腕，同时伴有相应部位痛温觉减退，现麻木范围逐渐扩大，入院前扩展至右侧大腿外侧，患者运动正常，二便正常。行颈椎MRI增强示颈5－颈6髓内等T_1，等T_2信号，增强后可见病灶明显强化，伴有出血、囊变（图23.1），病灶略偏向右侧，界限较为清楚。行后正中入路全椎板占位切除术，切除肿物。术后患者麻木症状消失，四肢活动良好。病理回报为室管膜瘤。术后7天出院。

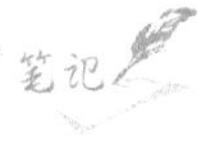

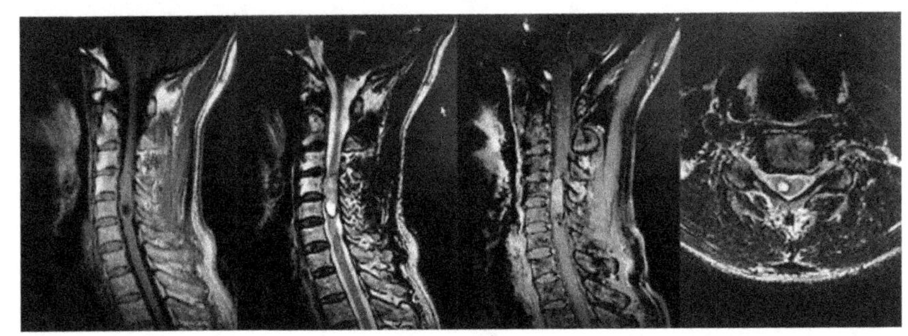

图 23.1 颈 5－颈 6 脊髓内可见团块影，等 T_1，等 T_2 信号，增强后可见明显强化，病变伴有出血、囊变，略偏向右侧

病例分析

脊髓髓内肿瘤约占椎管内肿瘤的 20%，其中室管膜瘤约占 60%，星形细胞瘤约占 30%，其他肿瘤约占 10%，包括血管母细胞瘤、脂肪瘤、海绵状血管瘤等。髓内肿瘤可以引起疼痛、肢体活动障碍及感觉障碍。髓内肿瘤一般病程较长，感觉障碍一般自上而下发展，可伴有感觉分离现象，感觉平面不明显。括约肌功能障碍出现较早。病变位置以下可出现双侧下位神经元瘫痪，有明显肌萎缩。锥体束征出现较晚。

X 片可显示因肿瘤占位引起的椎管扩大，椎间隙增宽。脊髓造影梗阻端可见喇叭口状充盈缺损。脑脊液中多有蛋白增多，压颈试验多为阳性。CT 可显示肿瘤对骨质的影响。MRI 可以显示出肿瘤的轮廓、大小，与周围神经组织的关系，以及病变的范围。髓内肿瘤需与脊髓空洞症鉴别：脊髓空洞症好发于下颈段及上胸段，相对于髓内肿瘤病程较长，锥体束征少见，MRI 呈脑脊液样信号，无增强效应。横贯性脊髓炎起病快，有发热或中毒病史，脑脊液细胞数增多，压颈试验多阴性。室管膜瘤起源于脊髓中央管室管膜或终

笔记

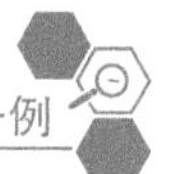

丝，上下蔓延生长，可累及多个节段，肿瘤多有假包膜，与脊髓界限较为清楚，附近脊髓可有脊髓空洞形成，肿瘤可有囊变、出血变化。

脊髓室管膜瘤属良性肿瘤，多主张早期手术切除，病变广泛可行分块切除、减压手术。间变型室管膜瘤恶性程度高，术后辅以放射治疗与化学治疗。星形细胞瘤多发生在青年女性，起源于脊髓的星形细胞，沿脊髓纵轴浸润性生长。肿瘤多与脊髓无明显界限，可伴有囊变、出血，多不产生脊髓空洞。星形细胞瘤手术难以完全切除，可行部分切除或减压手术，术后多容易复发。术后采取放射治疗与化学治疗。脊髓髓内肿瘤的预后与肿瘤位置、性质，病程的长短，脊髓压迫程度有关。

病例点评

该患者双侧手指尖麻木四个月，后右侧麻木范围扩展，最后扩展到右侧大腿外侧，行颈椎 MRI 增强后显示颈 5 – 颈 6 髓内占位病变。该患者疼痛时间较长，感觉障碍自上而下发展，没有明显感觉平面，符合髓内肿瘤的特点，MRI 可见囊变出血，也符合室管膜瘤的特点。患者及早行手术治疗，手术效果良好。MRI 对脊髓髓内肿瘤的定位及形态特点，与周围组织关系具有重要作用。室管膜瘤多界限较清，病变范围小，发现时间早，及早行手术治疗，可获得良好预后，范围较大建议分块切除，对脊髓进行减压。

笔记

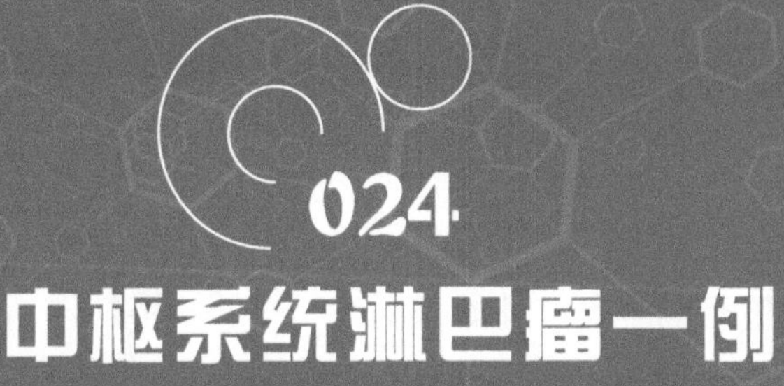

024 中枢系统淋巴瘤一例

病例介绍

患者女性，68 岁。患者入院前约半个月，出现嗜睡现象，白天偶有头晕、意识模糊，认为疲劳未在意。入院前一周逐渐加重，严重时可昏睡数小时，家人难以叫醒，语言能力减退。入院前患者开始出现头痛恶心，四肢无力，于当地医院行颅脑 CT 提示右侧额叶见团块状稍高密度影，内见点状低密度影，周围见片状低密度水肿带影，右侧脑室前角旁见稍高密度结节影，周围见水肿带。后行颅脑磁共振检查提示胼胝体膝部、体部和双侧半卵圆中心占位，均匀强化，周围水肿带无强化，考虑淋巴瘤可能，不排除其他（图 24. 1）。入院后完善相关检查，行立体定向穿刺活检，术后给予激素控制水肿，病理回报：弥漫大 B 细胞淋巴瘤（非 GCB 型）。后口

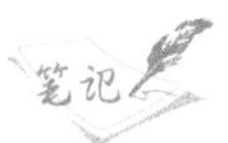

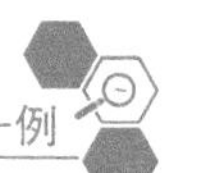

服甲氨蝶呤治疗，患者症状有所缓解，好转出院，持续治疗中（图24.2）。

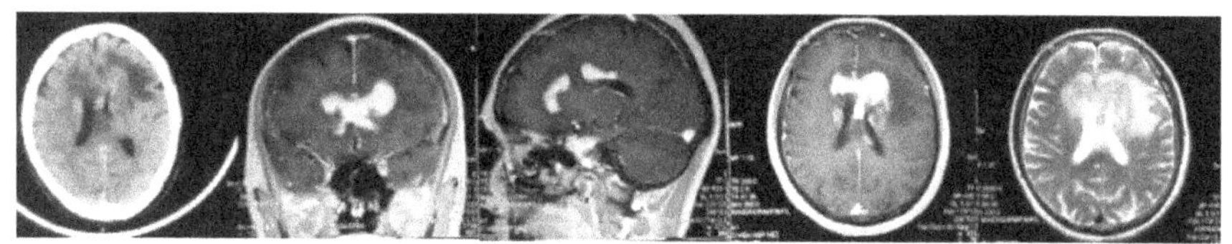

图 24.1　从左至右：中枢系统淋巴瘤颅脑 CT 影像、T_1 磁共振序列增强影像、T_2 序列影像

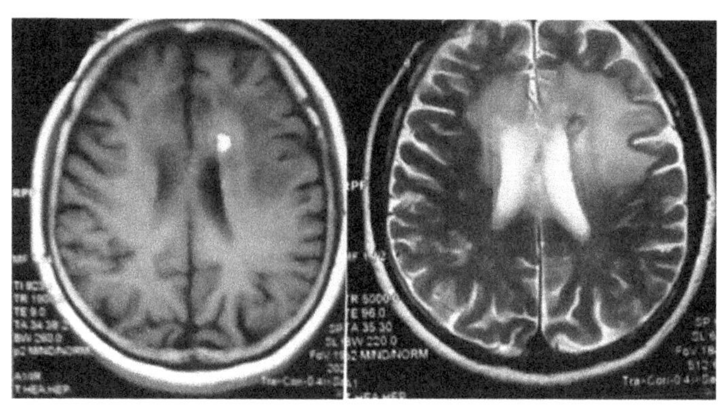

图 24.2　经治疗后磁共振扫描

病例分析

原发性中枢神经系统淋巴瘤（primary central nervous system lymphoma，PCNSL）是指原发于中枢神经系统的淋巴瘤（后简称中枢淋巴瘤），属于结外非霍奇金淋巴瘤，以往认为本病极其罕见，但随着 HIV 的流行和免疫抑制剂的使用，免疫功能不全人群的中枢淋巴瘤增多，而且免疫功能正常人群的发病率也快速上升，尤以男性为著。美国国立肿瘤研究所的流行病学调查研究显示，PCNSL 的发病率 30 年内增长了 20 倍，1973 年发病率为 0.025/10 万，1991 年增至 0.3/10 万，2000 年达到 0.5/10 万，其中 75 岁以上患者人

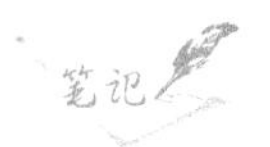

数增长最快。与之形成对比的是，绝大多数医疗机构对此病仍很陌生，误诊率高，而且缺乏相对正面的诊治经验。

现阶段已知的是，中枢淋巴瘤与免疫系统功能密切相关。在非免疫缺陷患者中，男、女比例为3：2，确诊时的平均年龄为50岁，平均发病年龄为53.4±15.9岁。而免疫缺陷患者的男、女比例为10：1，确诊时的平均年龄为30岁。多数免疫功能正常的中枢淋巴瘤患者为单一病灶，多病灶者占20%~40%。大多数中枢淋巴瘤的获得性免疫缺陷综合征（AIDS）患者都是多发病灶。但临床上并不能以病灶的单发或多发作为中枢淋巴瘤诊断的指标之一。中枢淋巴瘤可发生在中枢神经系统的任何部位，幕上者居多，常见于大脑半球、基底节和胼胝体，临床表现除占位颅压增高及对应脑功能区受侵犯出现的定位体征之外，神经认知功能障碍发病率较高，可高达83%，常见症状包括嗜睡、乏力、记忆力减退、反应迟钝等，这主要是因为中枢淋巴瘤病灶多位于胼胝体和额叶深部，此部位的病变容易引起精神症状。另外中枢淋巴瘤病程短，临床患者一旦出现症状，则发展迅速。因此，临床上对于出现非特异性神经系统症状，影像学发现颅内占位的病例，应当想到中枢淋巴瘤的可能。

CT和MRI检查是中枢淋巴瘤常用的检查方式。CT平扫表现为高或等密度病灶，增强扫描病变为中或高度强化，周围有明显水肿带。MRI在中枢淋巴瘤的诊断方面有重要价值。T_1等或低信号，T_2为低信号、等信号、混杂信号或均匀性高信号，但是信号强度通常低于脑灰质。增强MRI扫描多数表现为均匀一致的强化，由于病灶边界不清，因此呈现为弥漫性增强，似“云雾”。若病灶发生出血或坏死，可表现为环形增强，沿瘤周的线性增强常强烈提示中枢淋巴瘤可能。由于肿瘤“嗜血管性”浸润生长，瘤体MRI扫描常表现出非均一性生长的“缺口征”“尖角征”“握雪团征”等特征性表

笔记

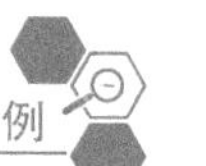

现，有助诊断。弥散加权成像（DWI）上表现为高信号，表观弥散系数（ADC）为低信号。磁共振波谱（MRS）上表现为脂质峰增高，Cho/Cr 比值亦高。但是由于中枢淋巴瘤具有多中心发生、跳跃式转移的特性，因此 CT 和 MRI 阴性并不能完全排除该病诊断。首次确诊病例，在条件允许的情况下，建议行全身 PET 检查，排除外周淋巴瘤可能。中枢淋巴瘤在^{18}F 氟代脱氧葡萄糖 - PET 和蛋氨酸 - PET 上表现为高代谢及摄取增多。

中枢淋巴瘤具有弥漫性浸润性，而且多数病灶位于大脑深部，开颅手术取病理创伤大，建议在立体定向技术穿刺取病理明确诊断。立体定向活检具有创伤小、定位准确、患者恢复快等优点。已经成为确诊中枢淋巴瘤的常规方法。立体定向活检术的出血率约为 4%，病理学检测的阴性率为 8%～9%。另外，中枢淋巴瘤有沿脑脊液播散的倾向，10%～20% 的病例表现为明显的脑膜淋巴瘤，几乎所有患者脑脊液中的蛋白含量均见明显增高，细胞计数也有增高，而糖含量则常降低。15%～31% 的患者能通过脑脊液的检查而获得诊断。此外，在 AIDS 患者中，中枢淋巴瘤和 EB 病毒感染有着密切的关系，因此 EB 病毒的 PCR（聚合酶链式反应）对该病有较高的阳性率，可用于预测其诊断。

中枢淋巴瘤病程短，进展快，预后差，具有高度致死性。初诊断中枢淋巴瘤患者，未经治疗中位生存期仅为 1.5～3 个月。虽然远期存活率与其他类型非霍奇金淋巴瘤（NHL）相比要差，但是经过治疗 5 年生存期可以达到 30%～40%，对于新诊断的中枢淋巴瘤，应当进行积极治疗。手术切除、全脑外放疗及多种化疗方案都曾用于中枢淋巴瘤的治疗。但联合放化疗最常见的神经毒性作用就是影响患者的认知功能，因此这在很大程度上会抵消产生的疗效。故现有研究不鼓励使用全脑外放疗，而是作为对于化疗不敏感或复发患

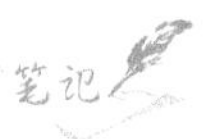

者的补充治疗方法。以大剂量甲氨蝶呤（HD－MTX）为基础的化疗是目前治疗 PCNSL 的标准方案，目前比较得到公认的剂量是 $3g/m^2$，每 10～21d 使用一次，能够获得较好的临床疗效和高脑脊液药物浓度。另外，国外有报道缩短 MTX 使用周期，增加用药次数能提高化疗的效果。近年来，多项临床试验显示大剂量化疗支持下的自体干细胞移植对进一步改善 PCNSL 患者临床预后有良好效果，而且不会产生全脑外放疗带来的神经毒性，有望成为一种新的治疗方案。

病例点评

中枢系统淋巴瘤常被临床医生戏称为“鬼瘤”“幽灵瘤”，因为其具有很多特殊的性质：发病率低（相对少见）、极易移位复发（常播散）、病程短（来得快去得快）。中枢淋巴瘤极易出现大面积的脑水肿，可能与肿瘤所在位置的免疫微环境有关，由此带来的脑水肿经激素治疗后可明显缓解，甚至会在复查颅脑磁共振时出现肿瘤“消失痊愈”的假象。中枢淋巴瘤发病位置通常较深，对患者的意识状态有很大影响。手术取病理难度大风险高，强行手术后预后不佳，而且极易复发，给医患双方都带来很大的麻烦，故诊断时要警惕中枢淋巴瘤的可能。立体定向取病理活检技术成熟，损伤小恢复快，明确病理性质后即可进入治疗阶段，患者经早期治疗干预后五年生存率相对满意。发生在脑表面和重要功能区的中枢淋巴瘤易与胶质瘤的诊断混淆，可通过全身其他辅助检查与询问既往免疫性疾病病史来协助鉴别诊断，亦可采用定向活检方式协助诊断。

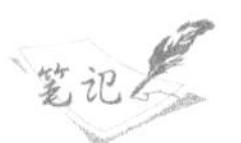

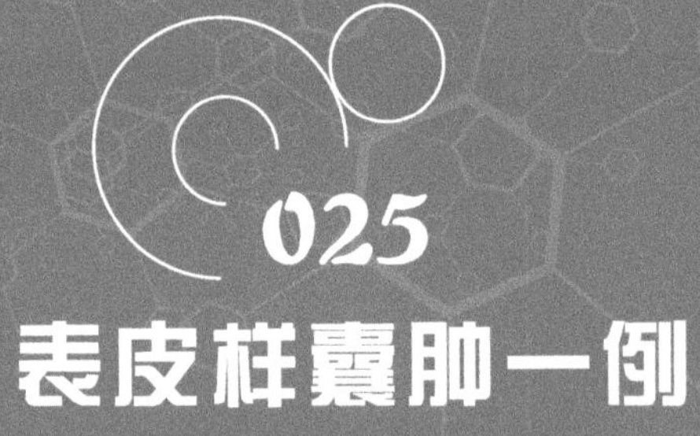

025 表皮样囊肿一例

病例介绍

患者女性，28 岁。以“间断牙疼 1 年”为主诉入院，病人 1 年来间断牙痛，反复发作，曾以“龋齿”就诊牙科，未见好转。就诊当地医院考虑三叉神经痛行头 CT 检查发现颅内占位，进一步行头 MRI + C（图 25.1），考虑上皮样囊肿，为手术治疗收入我院。病人入院后完善血常规、生化、凝血、心电图等术前检查，并行手术治疗，术后恢复良好，症状完全缓解，未出现颅神经功能缺失等并发症。

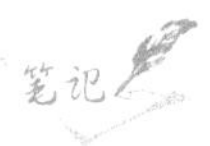

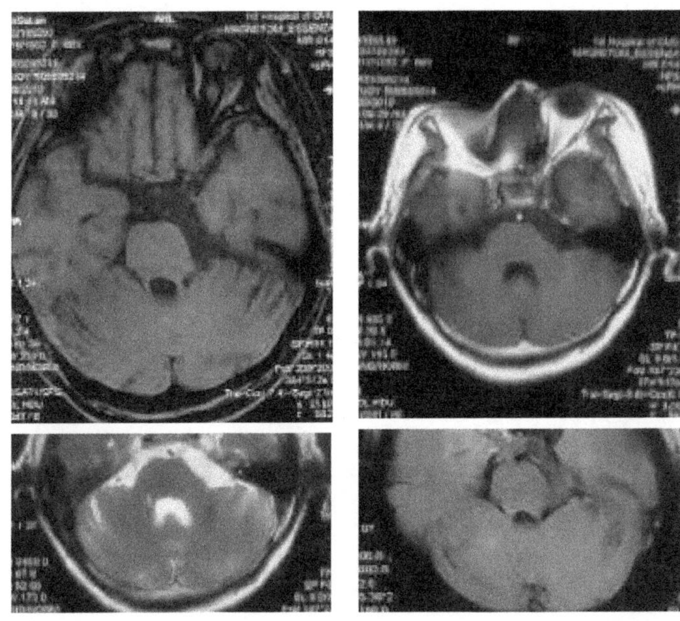

图 25.1　肿瘤位于桥小脑三角区，呈长 T_1 长 T_2 信号，增强扫描未见明显强化

病例分析

颅内表皮样囊肿发生于桥小脑角区者占 40% ~50% ，此外，还可见于鞍区、第四脑室、侧脑室、脑实 质内等。临床表现主要有耳鸣、听力障碍、三叉神经 痛、面瘫、复视、偏瘫、共济失调、眼震等，少数有癫痫间和脑积水，个别表现为无菌性脑膜炎。颅内表皮样囊肿的影像学表现主要与囊内容 物成分有关。在 CT 上多表现为脑脊液样低密度，MRI 表现为长 T_1、长 T_2 信号。表皮样囊肿也可有不典型影像学表现：CT 呈高密度或边缘钙化；MRI T_1 呈高或等信号，T_2 呈低信号。在弥散加权成像（DWI）上，其他囊性病变大多呈低信号，而表皮样囊肿呈高信号（图 25.1），具有特异性。DWI 较其他序列更易发现脑池内较小病变。另外，DWI 也是评价手

笔记

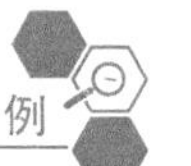

术切 除程度和监测肿瘤复发的良好指标。

病例点评

1. 病人根据症状及影像学表现，考虑上皮样囊肿，长 T_1、长 T_2 信号，无强化效应，与脑实质边界清楚并沿脑池生长。

2. 结合病史及影像学表现，手术是不二选择。需要注意的是术中保护好临近的颅神经，注意肿瘤内容物不要流到蛛网膜下腔以免引起术后的无菌性炎症，如囊肿皮与邻近组织确实难以分开全切，不必强求。

笔记

026
肺癌脑转移（小脑）一例

病例介绍

患者男性，51 岁。2014 年 8 月行肺癌切除术。2017 年 9 月开始出现头痛，呈阵发性，休息后可缓解，不伴头晕、无呕吐，于 2018 年 3 月 13 日于当地医院行头 MR + C（图 26.1、图 26.2），提示小脑占位性病变，为求进一步诊治入院。病来无发热、无意识障碍、无视物不清、无视物成双、无肢体无力，神经系统检查无明显阳性体征。于 2018 年 3 月 27 日行全麻下后正中入路右侧小脑肿瘤切除术，术中诊断为右侧小脑半球转移瘤。术后常规石蜡病理报告（图 26.3）：（小脑）转移性乳头状腺癌，免疫组化结果提示肺来源可能性大，免疫组化结果：CK（+）、GFAP（-）、Olig2（-）、TTF-1（+）、Napsin-A（+）、CDX2（-）、

beta－Catenin（膜＋）、PSA（－）、PAX8（－）、Ki－67（10% ＋）。患者手术后病情平稳，复查头部 CT（图 26.4）：小脑肿瘤切除术后，无明显水肿坏死。患者头痛症状较之前明显减轻，术后 10 天痊愈出院。

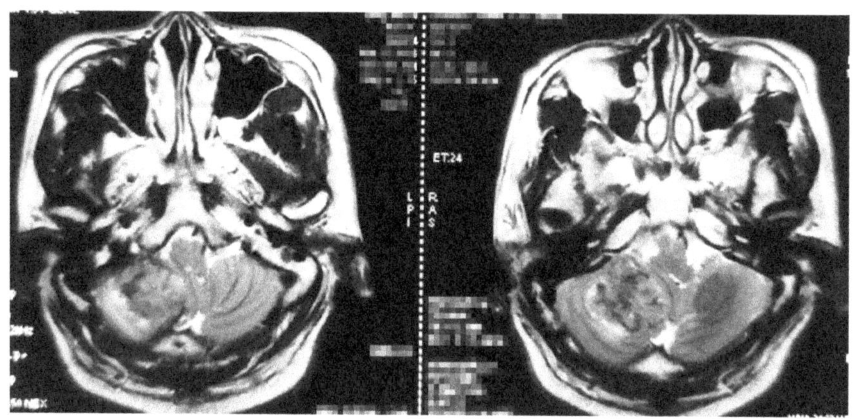

图 26.1　头 MR＋C

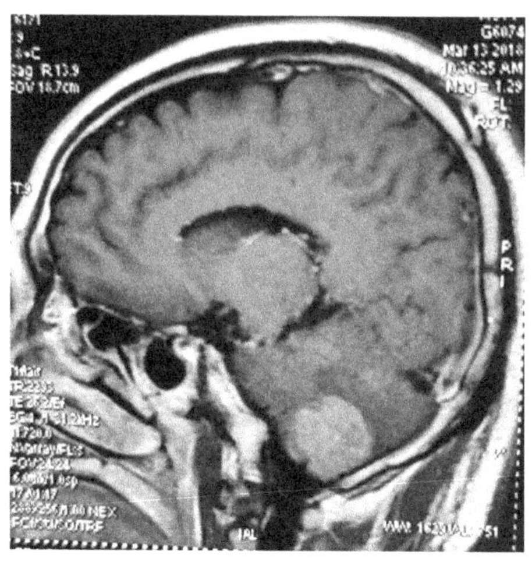

图 26.2　头 MR＋C

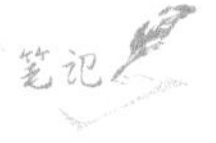

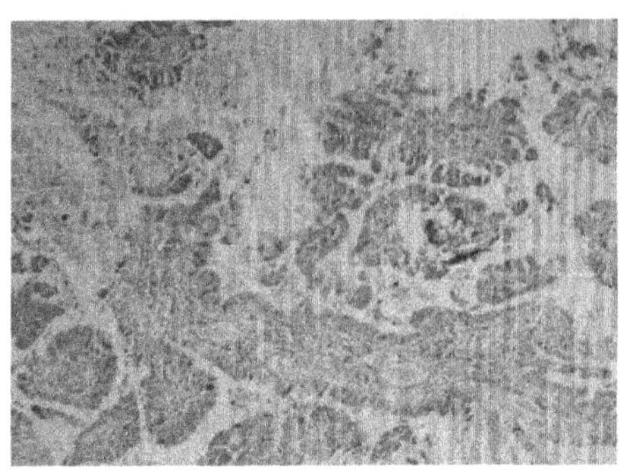

图 26.3　病理

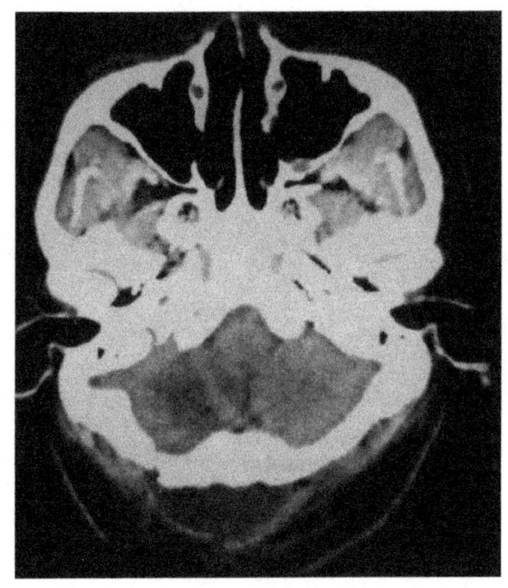

图 26.4　术后复查 CT

病例分析

肺癌脑转移男性多于女性，这是因为肺癌本身就以男性占大多数，年龄多见于中老年。对于肺癌脑转移的典型病例，由于是在肺癌确诊后间隔一段时间出现的脑部症状和体征，结合颅脑 CT 或共振检查即容易诊断。而对以脑转移为首发症状的患者即“脑先行”患者诊断有一定困难，易延诊误诊，还有少部分患者起病较急而与

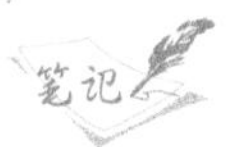

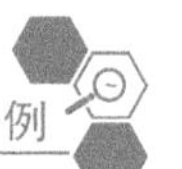

脑血管疾病混淆被收入神经科治疗。肺癌脑转移中大部分患者慢性起病，首发症状多为头痛，不久出现局部症状；少部分患者局部症状出现于颅内压增高之前，特别是额叶的转移癌，常以局部性癫痫起病，继之以偏瘫失语为表现。再因脑转移灶常为多发病灶，且随病情发展，临床表现复杂多样，同一个人不同病期出现多组症状，故没有绝对的临床分期。

肺癌本身肿瘤细胞学生物特性是决定预后的关键因素。而近期资料报告仍认为综合治疗（手术治疗加以放化疗）可使 85% 的患者的严重神经系统症状得以迅速缓解，大大减轻了患者的痛苦，明显提高了患者的生存质量。

转移性脑肿瘤约占脑肿瘤的 10% 以上，其原发于肺癌者远较其他脏器为多见，占转移性肿瘤的 30%～40%。肺癌脑转移大多发生在大脑中动脉分布的区域，因此以幕上占大多数，多发生在额叶、颞叶及顶叶，枕叶少见。不同组织类型的肺癌及脑转移率各不相同，大多数报道以未分化癌和腺癌的脑转移率较高，而鳞癌较低。

手术的适应证主要分为两点：第一，如果是颅内单发的或者适合手术的，且肿瘤或水肿占位效应重或导致脑积水的患者，适合手术切除；第二，三个以下病灶且能够手术完全切除的，和单发的处理方法是完全一样的，可以取得很好的治疗效果。如果是三个以上的转移病灶，我们建议全脑或定向放疗。如果大于或等于 10 个，属于多发脑转移的，也可以用立体定向治疗，但建议先做全脑放疗，否则会有更高的发生脑转移几率。另外，如果多发脑转移出现脑卒中等症状，也可以选择减压手术。

在肿瘤的大小上，如果直径大于 3cm 的，是可以建议手术的，如小于 5mm，立体定向放疗则完全能够达到手术治疗的效果。直径在 1～3cm 的话，要看患者的具体情况来选择是否做手术。对于脑

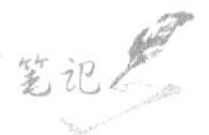

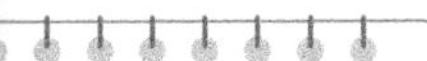

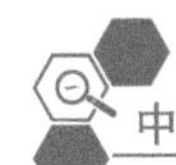

干转移或丘脑转移比较深的患者，一般不建议手术治疗。小细胞肺癌脑转移一般不首选手术，但如果出现颅压高或脑卒中等危及生命的情况，也可以选择手术减压，争取放疗和化疗的时间。

病例点评

1. 该患者有明确的肺癌病史并肺癌切除术后 4 年，结合影像学改变可以初诊为肺癌脑转移。

2. 对年龄 50 岁以上的患者，疑有脑或脊髓转移癌时，均应拍摄胸部 CT，并加以头部和脊髓的影像学检查。

3. 术后辅助全脑放疗可显著延长患者生存期，并使存在 1 ~ 3 个月脑转移灶患者生存质量明显改善。

编者：韩帅　金治中

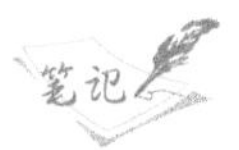

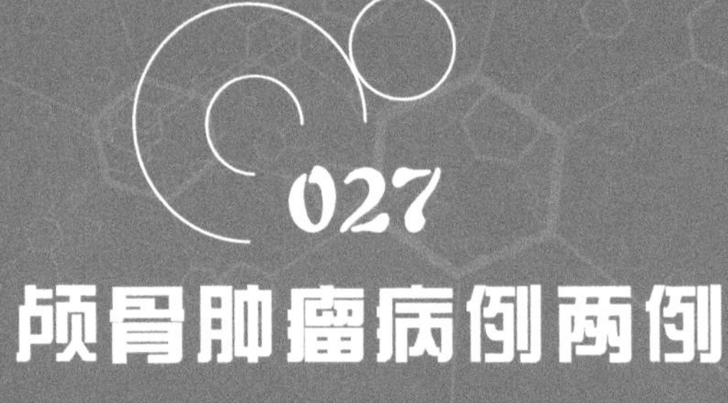

颅骨肿瘤病例两例

病例介绍

病例 1：颅骨恶性肿瘤

男患，32 岁。30 天前出现阵发性头痛伴耳鸣，视力下降 7 天。10 天前于我院行头部影像学检查提示颅骨多发病变。

查体：神志清醒，神经系统检查无阳性体征，头部可触及多处皮下肿物，质地较硬，不可推动，按压无疼痛感。行头部影像学检查（图 27.1）。完善相关术前检查后，选取较大肿瘤，全麻行右枕部颅骨占位性病变切除术，明确病理性质，术中可见肿瘤为灰白色，质地较硬，下方颅骨破坏缺损，肿瘤侵袭周围骨组织，小心游离并分块切除肿瘤，取部分肿瘤组织送术中冰冻，病理室提示恶性

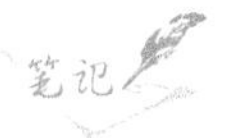

肿瘤可能性大。肉眼所见肿瘤全部切除。

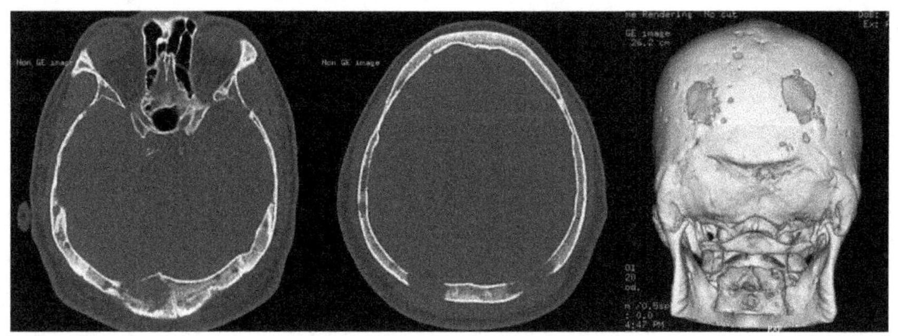

图 27.1　头部影像学检查

术后病理回报：转移性鳞状细胞癌，CK(+)、EMA（部分+)、Vimentin(-)、Desmin(-)、MyoD1(-)、Myogenin(-)、SMA(-)、S-100(-)、TTF-1(-)、Napsin-A(-)、PR(散在弱+)、Ki-67(60%+)、GATA-3(部分+)、P63(+)、P40(部分+)、CK7(弱+)、PAX8(-)、GCDFP15(-)。

病例 2：颅骨良性肿瘤

女患，32 岁。1 个月前行头部按摩时发现右侧颞叶包块，行头 CT 检查提示：右侧颞部骨瘤。查体：神志清醒，神经系统检查无阳性体征，右颞部可触及皮下肿物，质地较硬，不可推动，按压无疼痛感。行头部影像学检查（图 27.2）。完善相关术前检查后，全麻行大脑开颅颅骨肿瘤切除术，去除破坏颅骨后用钛板修补，术后病理：骨瘤。

病例分析

颅骨骨瘤是一种常见的肿瘤，因起源不同可分为外板型、板障型及内板型。患者临床多无不适，部分可出现局部疼痛及颅高压症

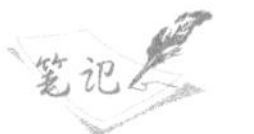

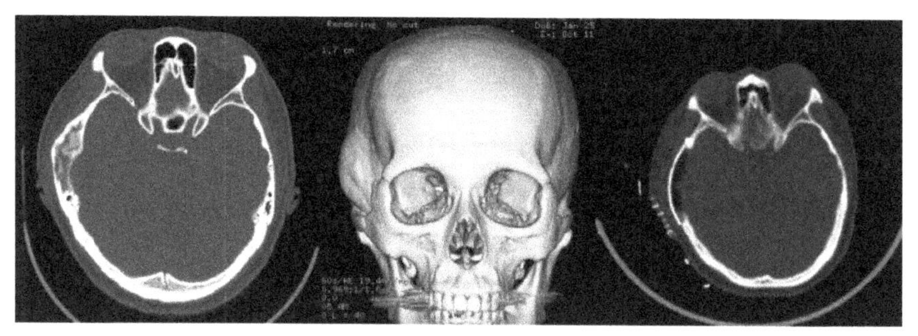

图 27.2 头部影像学检查

状。良性颅骨肿瘤在可能的情况下，应积极进行神经外科手术干预，明确诊断、延缓神经功能缺损的发展。恶性颅骨肿瘤在手术基础上进行综合治疗，可以大大延长患者的生存期，改善生存质量。颅底骨肿瘤手术中应该注意颅神经的保护，不要勉强全切除肿瘤，如骨巨细胞瘤和骨软骨瘤，即使部分切除，亦可带瘤长期生存或大大延长生存期。CT 检查可以有效地诊断骨瘤，治疗以手术为主。颅骨凿除术虽然手术简单，但复发率较高，部分患者要经受多次手术的痛苦。近年来随着颅骨修补材料的发展，一期颅骨修补变得简单易行、疗效好、不良反应少。我们认为下列情况可考虑行颅骨骨瘤切除一期钛网修补术：1. 直径超过 3.0cm 的外板型骨瘤；2. 颅骨板障和（或）内板有破坏；3. 内板型骨瘤，患者因骨瘤出现头痛，呕吐等颅高压症状；4. 短期内骨瘤突然生长较快者；5. 额部骨瘤影响外观，患者害怕凿除后复发，要求行骨瘤切除一期修补者。

病例点评

颅骨骨瘤切除一期钛网修补术虽然手术难度不大，但应注意以下几点：1. 骨瘤周围由于骨质增生，变厚，切除时超过骨瘤周围

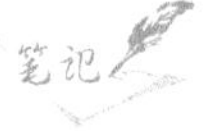

1.0 厘米左右，可以减少复发的可能性；2. 内板型骨瘤累积硬脑膜，可切除局部硬脑膜，用帽状腱膜，颞极筋膜或人工硬脑膜修补；3. 严格无菌操作，若伤口感染，意味着手术失败；4. 对于直径小于3.0 厘米的外板型骨瘤，若患者未强烈要求修补，可单独凿除骨瘤；5. 术后伤口加压包扎，可减少渗血，防止头皮下积液的发生。皮下积液是颅骨修补术后最常见的并发症，术中注意勿损伤硬脑膜，同时彻底止血，悬吊硬膜，放置引流管及术后加压包扎是减少皮下积液的有效办法。

028
脑动静脉畸形合并血肿一例

病例介绍

患者男性，30 岁。因“突发意识不清伴右侧肢体无力 6 小时”入院。

查体： 体温 37.8℃，心率 100 次/分，血压 140/90mmHg，呼吸 40 次/分。嗜睡，查体问答不合作。双瞳孔等大正圆，直径约 5mm，对光反射迟钝，双眼球向左侧凝视，嘴角左偏，右侧肢体肌力 0 级。

颅脑 CT 平扫提示左侧额顶部颅内血肿形成，中线略右移（图 28.1）。颅脑 MR 平扫及增强检查提示左侧额颞部血管流空影，考虑动静脉畸形（图 28.2）。急诊全麻下行常规全脑血管造影明确动静脉畸形位置、供血动脉及引流静脉（图 28.3），而后立即行动静

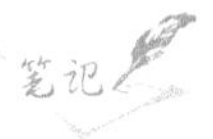

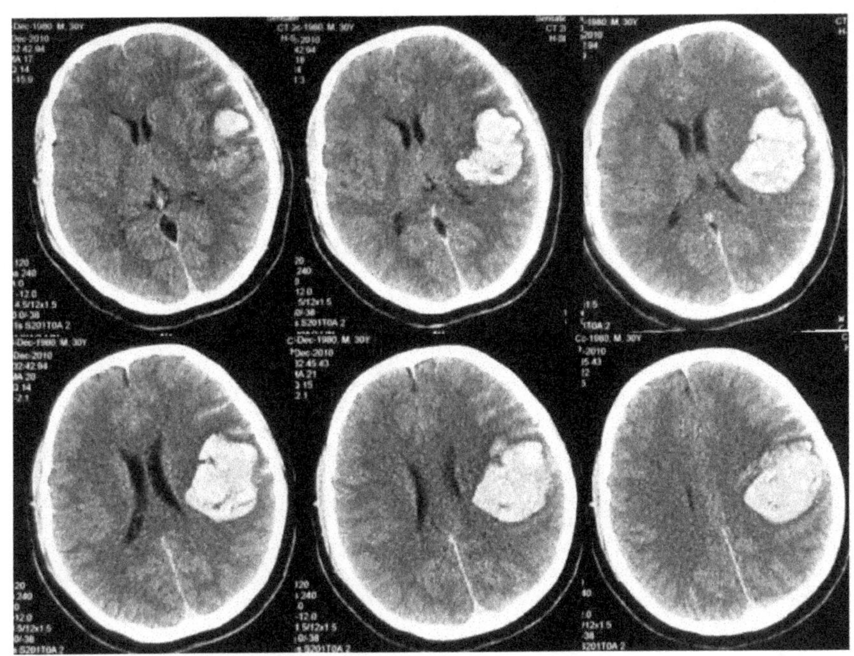

图 28.1　颅脑 CT 平扫

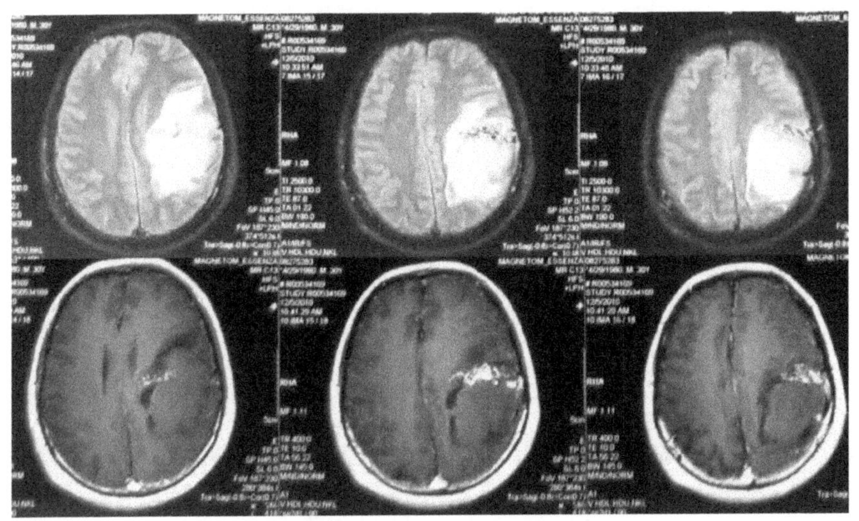

图 28.2　颅脑 MR 平扫及增强

脉畸形血管内介入栓塞术。栓塞后即刻造影提示畸形血管团被大部分栓塞，仍有少量残留（图 28.4）。随后即刻行大脑开颅左侧动静脉畸形切除及血肿清除术，显微镜下切除畸形血管团并彻底清除血

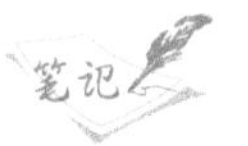

肿。关颅前行脑血管造影提示畸形血管团完全消失，无残留（图28.5）。逐层关颅后返回监护室。患者术后神志恢复良好，失语明显改善，右上肢肌力3～4级，右下肢肌力5级。出院前复查头CT提示血肿完全消失。

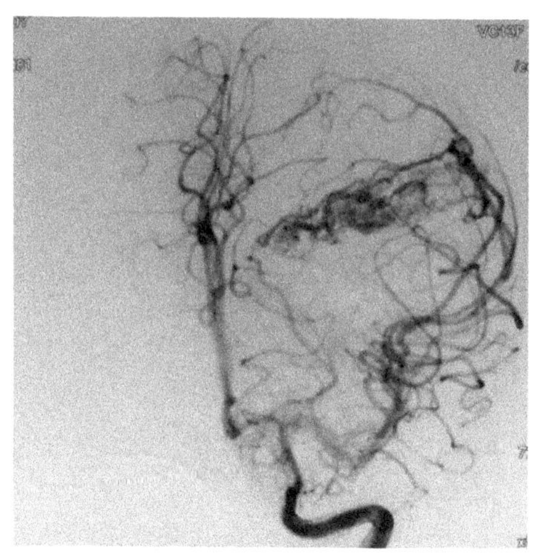

图28.3 脑血管造影

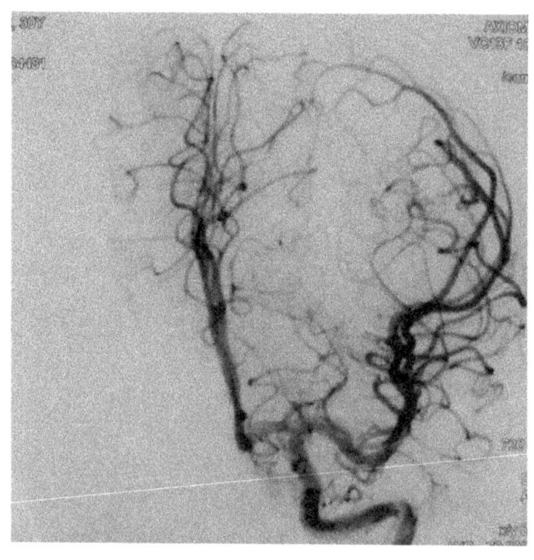

图28.4 血管内介入栓塞术后造影

笔记

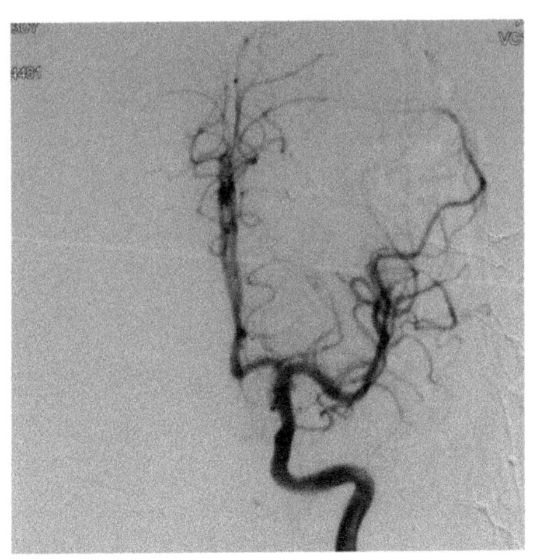

图 28.5　关颅前脑血管造影

病例分析

脑动静脉畸形（Brain Arteriovenous malformation，bAVM）是一种先天性中枢神经系统血管发育异常，其主要由畸形血管团、供血动脉和引流静脉三部分组成，病变内毛细血管结构缺失。Luschka 在 1854 年首先描述了脑 AVM，Pfannenstiel 在 1887 年首次在尸检报告中提到，Hoffmann 在 1898 年首次作出了临床诊断，Pean 在 1889 年施行了首例 bAVM 全切除术。大宗病例研究分析认为 bAVM 人群年发病率约为 1/10 万，其中未破裂 bAVM 和破裂 bAVM 自发性脑出血平均年出血率分别为 2.2% 和 4.3% 。bAVM 病例伴出血的总体发生率约为 50% ，病死率为 10%～15% 。

临床表现：bAVM 的主要临床表现有出血（38%～68%）、癫痫（12%～35%）、头痛（5%～14%）、进行性神经功能障碍、智力减退及颅内杂音。

诊断：对自发性颅内血肿的非高龄患者都应积极考虑 bAVM 的可能，对合并癫痫发作的青少年患者更甚。颅脑 CT 平扫可明确颅

笔记

内血肿的范围，偶可见血肿附近不规则的混杂信号影。因畸形血管团内血流流速较快，其在颅脑 MRI 影像中显示典型的“血管流空效应”。数字减影血管造影（DSA）仍是目前确诊 bAVM 的金标准，其可以清楚显示畸形血管团的位置、大小、供血动脉、引流静脉，以及病变内动静脉瘘和动脉瘤样改变的情况。

对 bAVM 治疗的总体目的是避免畸形血管团发生破裂出血，缓解因“盗血”引起的脑组织供血障碍，控制癫痫发作或其他局灶性神经功能障碍。虽然最理想的治疗效果是病灶在影像学上完全消失，但往往考虑到患者发病后状况、病灶的大小、深度、流量及与周围功能区的关系，临床医生需要对治疗带来的收益与风险进行充分的评估。目前 bAVM 的治疗方式主要有开颅手术切除、血管内介入栓塞、立体定向放射治疗及多种方式联合治疗。开颅手术切除畸形血管团是 bAVM 根治性的治疗手段，基本原则是先找到主要供血动脉后进行有效阻断，从而降低血流灌注量，使病变体积缩小；然后沿畸形血管团周边由浅至深分离，同时切断小分支供血；最后处理主要引流静脉，完全切除病灶。其优点是对于位置较为表浅，体积适中且边界较为清楚的 bAVM 可以达到彻底治愈；缺点是对于位置深在且体积较大的 bAVM 无能为力，强行开颅切除导致的结果往往是灾难性的。血管内介入栓塞治疗随着近些年栓塞材料的发展及影像技术的提高，发挥着越来越重要的作用。其通过介入技术，将栓塞微导管头端达到畸形团处，缓慢注入栓塞剂使其在病灶内扩散，将其完全或部分闭塞，达到完全治愈的效果，或者通过部分闭塞以降低出血风险、减小病灶体积、缓解临床症状。其优点是术中出血风险相对较低，不受病灶位置和大小的限制；但其局限性是对供血动脉的走行有一定要求，且达到完全栓塞较为困难。立体定向放射治疗主要通过大剂量射线集中于病灶处破坏血管内皮细胞，引起纤维增生和机化，最终使畸形血管团收缩闭塞，达到治疗目的。

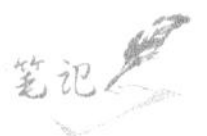

其优点是适合开颅手术位置难以达到，且供血动脉不确切导致行介入栓塞治疗的病灶；缺点是起效时间至少2年，且有可能引起放射后脑水肿或神经功能受累。

病例点评

①该患者入院时意识状态差，且颅脑CT提示颅内血肿量较大，中线已有移位改变，随时可能发生脑疝。符合急诊手术指证。②手术方案的思考：单纯行开颅血肿清除术无法避免畸形血管团再次出血；病灶位置较深，直接切除不易控制术中出血，且有残留可能；单纯行血管内介入栓塞术无法缓解血肿占位效应引起的脑疝倾向。故最终决定行一期复合手术治疗。③手术全程提供脑血管造影支持，对畸形团是否切除完全提供有力证据，避免残留或术腔的过度探查。④无需强求对畸形血管团的完全栓塞，能够阻断深部供血动脉、降低畸形血管团的血流灌注、减小其体积，从而达到减少术中出血的目的即可。

无论是开颅清除血肿、切除畸形血管团，或是血管内介入造影、栓塞治疗，都是动静脉畸形治疗的重要手段。临床医生应根据患者的具体情况制定实际有效的个体化治疗方案。

参考文献

[1] 杨树源，张建宁．神经外科学．第2版．人民卫生出版社，2015：934.

[2] Goldberg J，Raabe A，Bervini D. Natural history of brain arteriovenous malformations：systematic review. J Neurosurg Sci. 2018 Mar 28.

[3] Tong X，Wu J，Lin F，et al. The effect of age，sex，and lesion location on initial presentation in patients with brain arteriovenous malformations. World neurosurg. 2016 Mar 87：598－606.

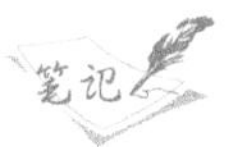

029 海绵状血管瘤一例

病例介绍

患者男性，35 岁。以间断抽搐发作 1 年为主诉入院，患者约 1 年前开始无明显诱因出现抽搐发作，表现为牙关紧闭，四肢强直抖动，口吐白沫，意识丧失，4 ~5 分钟自行缓解，一年来上述症状共出现 7 次，曾就诊于北京某医院，诊断为海绵状血管瘤。当时未手术治疗，现为手术治疗来诊。入院后完善血常规、生化、凝血、胸片、心电图等术前检查，并导航下行手术治疗，术后恢复良好，院内未再发生抽搐，出院后定期复查。

病例分析

颅内海绵状血管瘤，是发生在中枢神经系统的血管畸形，人群

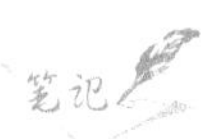

发病率为0.4%～0.8%，仅次于动静脉畸形（AVM）。海绵状血管瘤，是指由众多薄壁血管组成的海绵状异常血管团，这些畸形血管紧密相贴，血管间没有或极少有脑实质组织。海绵状血管瘤并非真性肿瘤，而是属于脑血管畸形。海绵状血管瘤可发生在中枢神经系统的任何部位，如脑皮层、基底节和脑干等部位（脑内病灶），以及中颅窝底、视网膜和头盖骨等部位（脑外病灶）。因病灶部位不同而有不同的症状，主要有癫痫、出血、头痛、进行性神经功能障碍（占位效应）。出血是脑内海绵状血管瘤最重要的特征，占位效应是脑外病灶最主要的表现。病灶与周围脑组织有明确的边界，呈圆形。病灶在 T_1 加权像呈等信号，在 T_2 加权像或注射对比剂后呈高信号，病灶内有混杂低信号，病灶周围有环形低信号带（图29.1），这种低信号改变是含铁血色素的影像改变，具有特征性，是诊断海绵状血管瘤的重要依据。病灶反复小量出血、癫痫和重要功能区的占位效应，是海绵状血管瘤手术适应证的主要考虑因素。

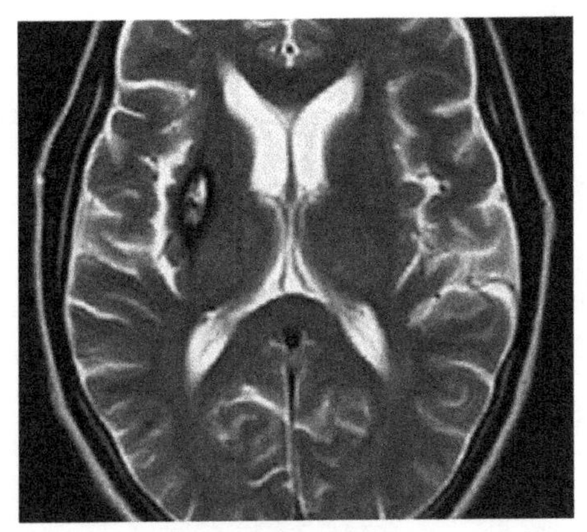

图29.1　肿瘤位于岛叶，T_2 加权像有典型的含铁血黄素环，呈“牛眼征”表现

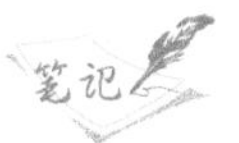

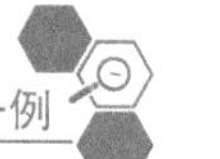

病例点评

1. 患者青年男性，具有反复发作癫痫病史，结合影像学及脑电图检查，诊断为海绵状血管瘤，继发性癫痫，手术指证明确。

2. 一般额颞叶海绵状血管瘤主要以癫痫起病，可能与病灶反复小出血及占位局部刺激有关，一旦诊断明确，需积极手术治疗。病灶较小，可在导航指引下，直达病灶切除，减少损伤。术后仍需至少口服半年抗癫痫药物，如术后仍有癫痫症状，需要进一步复查，观察，个体化设计治疗方案。

笔记

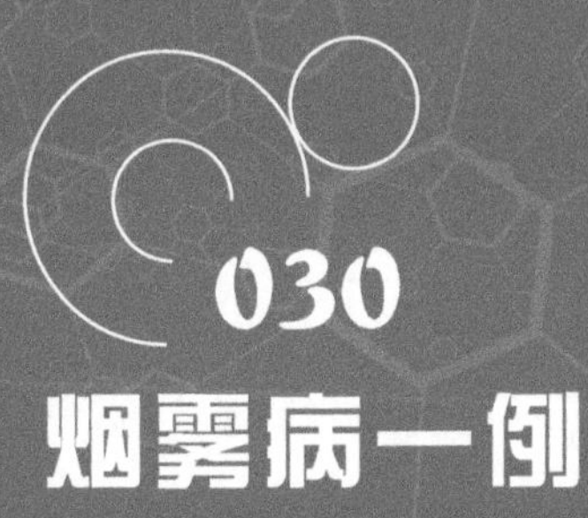

030 烟雾病一例

病例介绍

患者女性，28 岁。以“反复头疼 4 年”为主诉来诊，追问病史，患者儿时有多次不明原因手脚无力、跌倒的经历，有时还会说不出话来，持续一段时间后就会慢慢自行恢复。术前磁共振检查可见多发陈旧性脑梗塞灶（图 30.1）。术前脑血管造影可见双侧颈内动脉末端、大脑中动脉起始部狭窄，伴有少量烟雾状血管增生，后循环向前循环供血区有代偿供血（图 30.2 ~ 图 30.4）。先行左侧颞浅动脉 - 大脑中动脉搭桥手术、颞肌脑贴敷术，术后血管造影显示搭桥血管通畅（图 30.5、图 30.6）。约 3 个月后行右侧颞浅动脉 - 大脑中动脉搭桥手术、颞肌脑贴敷术，术后血管造影显示搭桥血管通畅（图 30.7、图 30.8）。

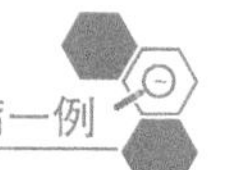

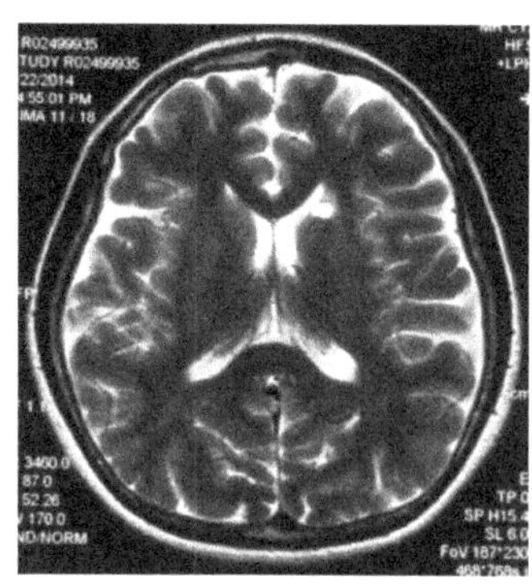

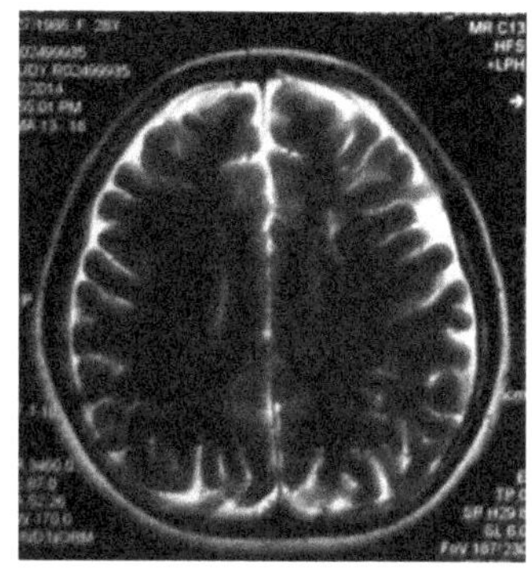

图 30.1　磁共振 T_2 相显示多发点状脑梗塞灶

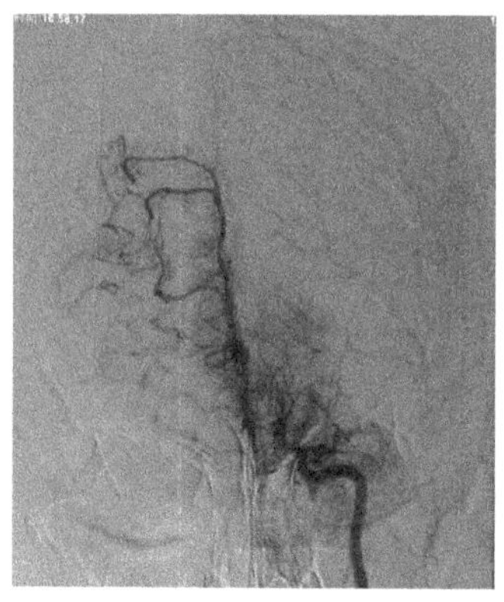

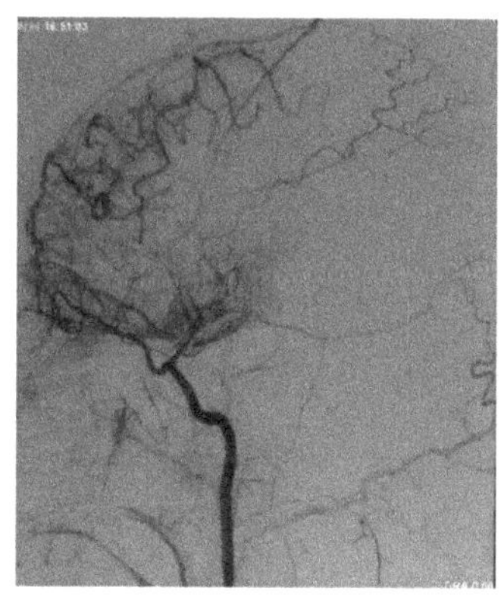

图 30.2　左侧颈内动脉血管造影显示左侧颈内动脉末端、大脑中动脉起始部狭窄，伴少量烟雾状血管增生

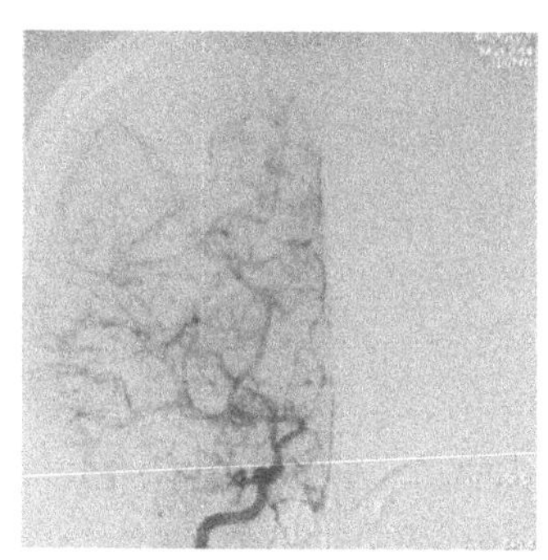

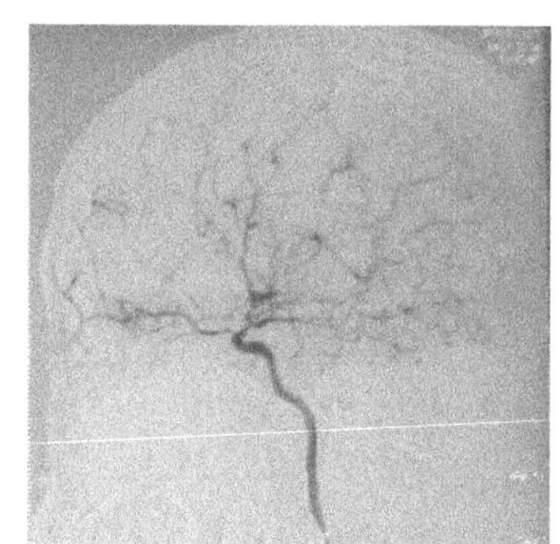

图 30.3　右侧颈内动脉血管造影

笔记

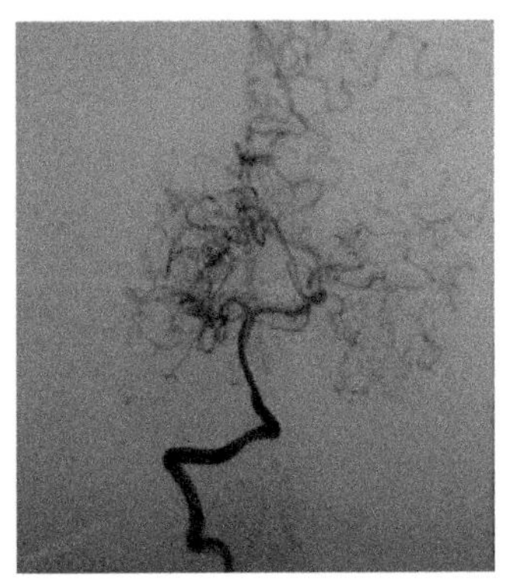
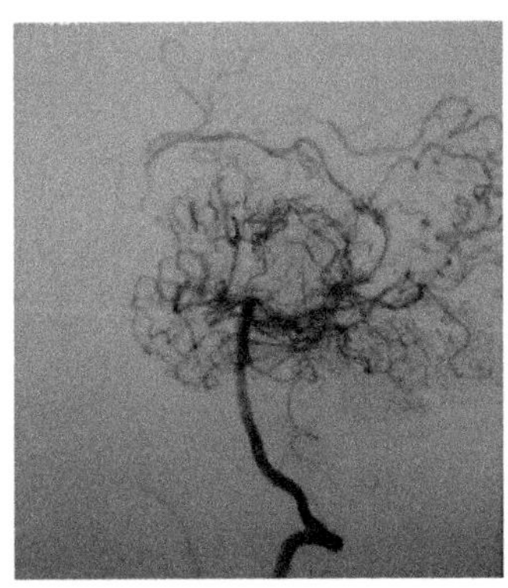

图 30.4　右侧椎动脉血管造影显示后循环向前循环供血区代偿供血

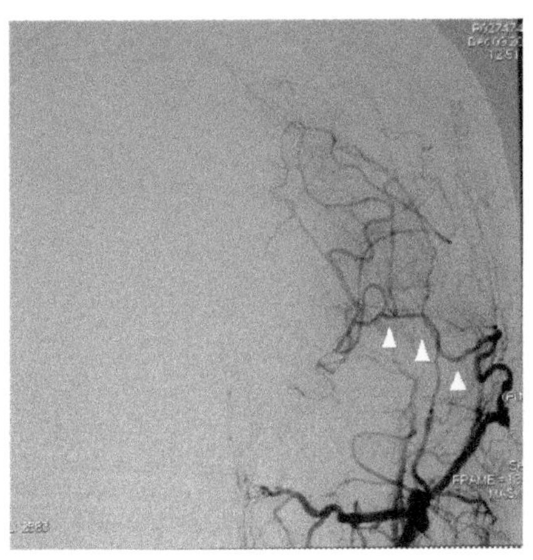

图 30.5　左侧颞浅动脉－大脑中动脉搭桥手术术后，左侧颈外动脉正位造影，示搭桥血管通畅。△示供血血管

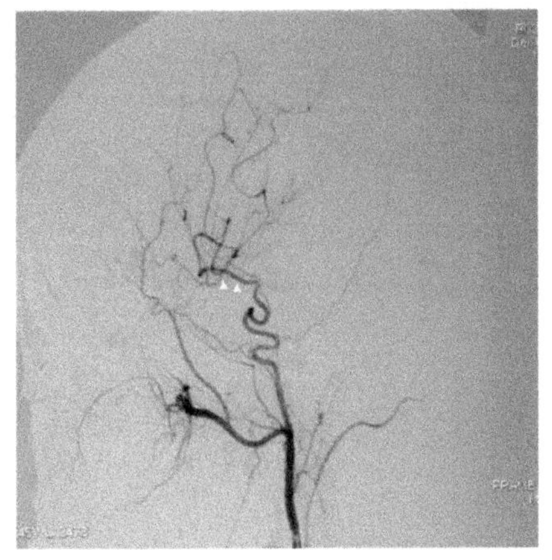

图 30.6　左侧颞浅动脉－大脑中动脉搭桥手术术后，左侧颈外动脉侧位造影，△示供血血管

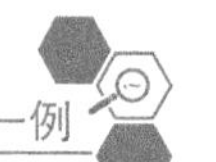

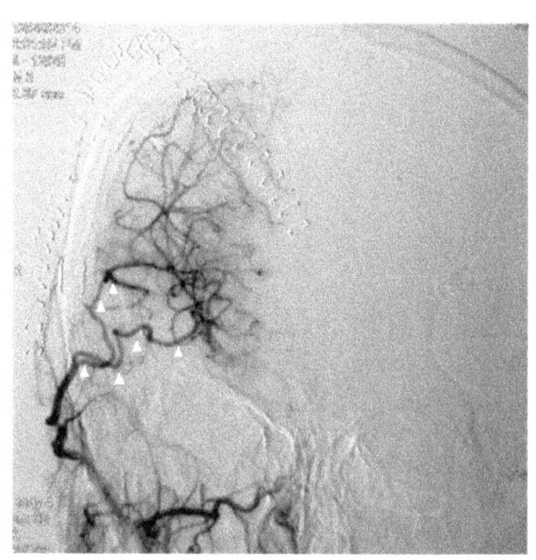

图 30.7 右侧颞浅动脉 – 大脑中动脉搭桥手术术后，
右侧颈外动脉正位造影，示搭桥血管通畅。△示供血血管

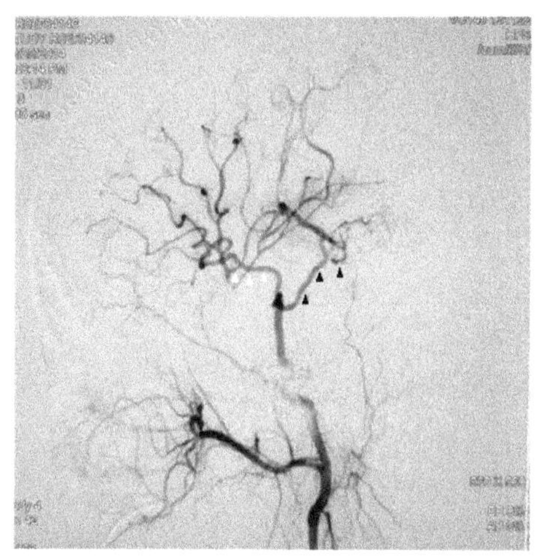

图 30.8 右侧颞浅动脉 – 大脑中动脉搭桥手术术后，右侧颈外
动脉侧位造影，示搭桥血管通畅。△示颞浅动脉额支与
大脑中动脉 M2 段的吻合支，▲示颞浅动脉顶支与
颞叶表面大脑中动脉 M4 段的吻合支

病例分析

烟雾病是一种病因不明的、以双侧颈内动脉末端及大脑前动脉、大脑中动脉起始部慢性进行性狭窄或闭塞为特征，并继发颅底

笔记

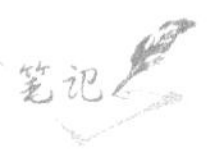

异常血管网形成的一种脑血管疾病。1969 年，由日本学者 Suzuki 和 Takaku 首先报道。由于这种颅底异常血管网在脑血管造影图像上形似“烟雾”，故称为“烟雾病”。烟雾病在东亚国家高发，女性患病率高于男性，有儿童和青壮年 2 个发病高峰。烟雾病的临床表现复杂多样，以脑缺血最为常见，可表现为短暂性脑缺血发作（transient ischemic attack，TIA）、可逆性缺血性神经功能障碍（reversible ischemic neurologic deficit，RIND）或脑梗死。也可表现为脑出血，多见于成年患者，主要原因是烟雾状血管或合并的微动脉瘤破裂出血，以脑室内出血或脑实质出血破入脑室最为常见，也可见基底节区或脑叶血肿。脑血管造影是诊断烟雾病和烟雾综合征的金标准，其还可用于疾病分期和手术疗效评价。临床常采用 suzuki 分期（表 30. 1）。

表 30. 1 烟雾病或烟雾样综合征患者的脑血管造影表现 suzuki 分期

分期	血管造影表现
Ⅰ	颈内动脉末端狭窄，通常累及双侧
Ⅱ	脑内主要动脉扩张，脑底产生特征性异常血管网（烟雾状血管）
Ⅲ	颈内动脉进一步狭窄或者闭塞，逐步累及大脑中动脉及大脑前动脉；烟雾状血管更加明显
Ⅳ	整个 Willis 环甚至大脑后动脉闭塞，颅外侧支循环开始出现；烟雾状血管开始减少
Ⅴ	Ⅳ期的进一步发展
Ⅵ	颈内动脉及其分支完全闭塞，烟雾状血管消失；脑血供完全依赖于颈外动脉和椎 - 基底动脉系统的侧支循环

对烟雾病目前尚无确切有效的药物，颅内外血管重建手术是烟雾病和烟雾综合征的主要治疗方法，可有效防治烟雾病导致的缺血性卒中。近年来，其降低出血风险的疗效也逐渐得到证实。血管重建术式主要包括：直接血管重建手术、间接血管重建手术及联合手术。

笔记

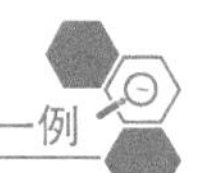

1. 直接血管重建手术：主要为低流量脑动脉重建手术，包括颞浅动脉－大脑中动脉吻合术，颞浅动脉－大脑前动脉吻合术，颞浅动脉－大脑后动脉吻合术，枕动脉或耳后动脉－大脑中动脉吻合术等。以颞浅动脉大脑中动脉吻合术最为常见。2. 间接血管重建手术的方式包括：脑－硬脑膜－动脉血管融合术（encephalo－duro－arterio－synangiosis，EDAS）、脑－肌肉血管融合术（encephalo－myo－synangiosis，EMS）、脑－肌肉－动脉血管融合术（encephalo－myo－arterio－synangiosis，EMAS）、脑－硬脑膜－动脉－肌肉血管融合术（encephalo－duro－arterio－myo－synangiosis，EDAMS）、脑－硬膜－肌肉－血管融合术（encepho－duro－myo－synangiosis，EDMS）、多点钻孔术（multiple burr holes，MBH）及大网膜移植术（omental transplantation，OT）等。3. 联合手术是直接和间接血管重建手术的组合，如本例采用了颞浅动脉－大脑中动脉吻合术＋颞肌贴敷术，可能具有更好的效果。

病例点评

1. 诊断烟雾病，除了影像学检查可见双侧颈内动脉末端及大脑前动脉、大脑中动脉起始部狭窄或闭塞，颅底异常血管网形成，还需排除动脉粥样硬化、自身免疫性疾病（如系统性红斑狼疮、抗磷脂抗体综合征、结节性周围动脉炎、干燥综合征）、脑膜炎、多发性神经纤维瘤病、颅内肿瘤、Down 综合征、头部外伤、放射性损伤、甲状腺功能亢进、特纳综合征、Alagille 综合征、Williams 综合征、努南综合征、马凡综合征、结节性硬化症、先天性巨结肠、Ⅰ型糖原贮积症、Prader－Willi 综合征、肾母细胞瘤、草酸盐沉积症、镰状细胞性贫血、Fanconi 贫血、球形细胞增多症、嗜酸细胞肉芽肿、Ⅱ型纤维蛋白原缺乏症、钩端螺旋体病、丙酮酸激酶缺乏

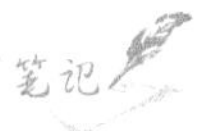

症、蛋白质缺乏症、肌纤维发育不良、成骨不全症、多囊肾、口服避孕药，以及药物中毒（如可卡因）等疾病。

2. 根据脑血管造影表现可以将烟雾病分为6期，双侧的病变分期可能不同。

3. 关于手术时机，建议诊断明确后尽早行颅内外血管重建手术。但在近期有脑梗死、颅内出血或颅内感染等情况时应推迟手术。对于双侧病变均应手术治疗，两次手术间隔一般为3个月。

4. 手术方式的选择应根据患者的具体情况综合考虑，本例采用的低流量脑动脉重建术+颞肌脑贴敷术式是常见的治疗方式，疗效确切。手术过程中对于术前已经形成的颅内外自发吻合血管（如脑膜中动脉或颞浅动脉等）应予保护完好。

笔记

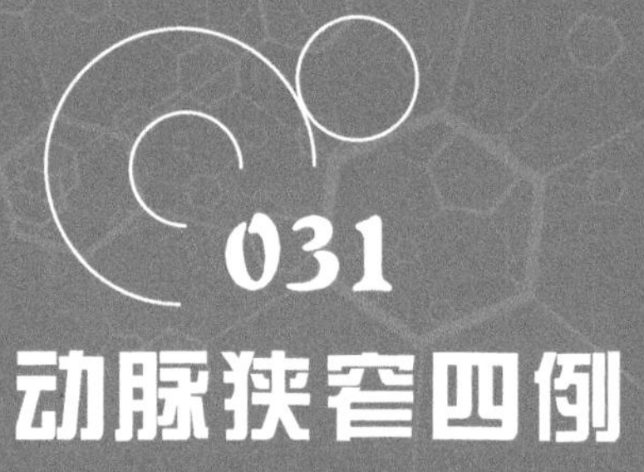

031 动脉狭窄四例

病例介绍

病例1：颈动脉狭窄

患者男性，54 岁。以“右侧肢体麻木伴言语不清一月余，加重2 天”来诊，患者近一月来出现语言不清，右侧肢体麻木，且呈进行性加重状态，近2 日出现吐字不清，右侧上肢拾物不稳，遂来我院就诊。头颈部血管 CTA 示左侧颈内动脉极重度狭窄。入院后行 DSA（图 31. 1），于入院后第4 天全麻下行颈内动脉支架植入术（图 31. 2）。术后无并发症出现，4 天后出院。

笔记

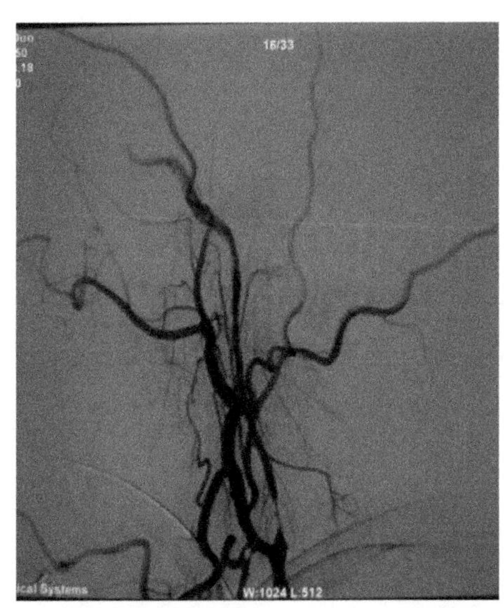

图 31.1　左侧颈总动脉 DSA，术前，侧位。颈内动脉起始部位极重度狭窄，纤细，呈线样。颈内动脉床突段以远早期不显影

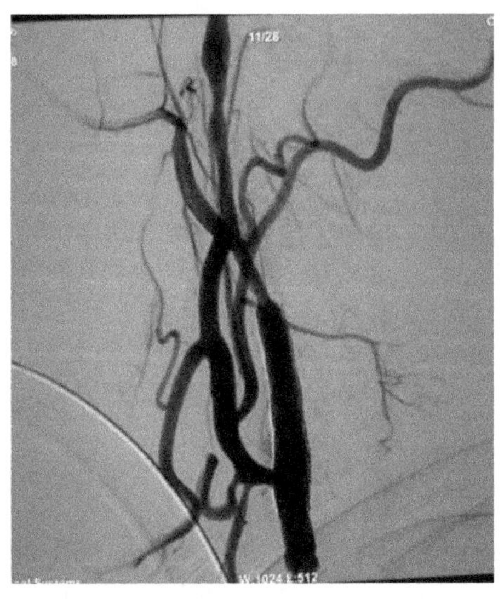

图 31.2　左侧颈总动脉 DSA，术后，侧位。植入支架 protege 9mm×30mm（EV3 美敦力，美国），狭窄消失，血管扩张良好

病例 2：颈动脉狭窄

患者男性，76 岁。以“左眼视物不清 3 个月”来诊，患者自述近 3 个月出现左眼视物不清，遂就诊于我院，眼科相关检查未见异常，行头

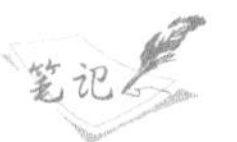

颈部血管CTA示左侧颈内动脉极重度狭窄（图31.3）。于入院后全麻下行颈内动脉内膜切除术（图31.4）。术后无并发症出现，8天后出院。

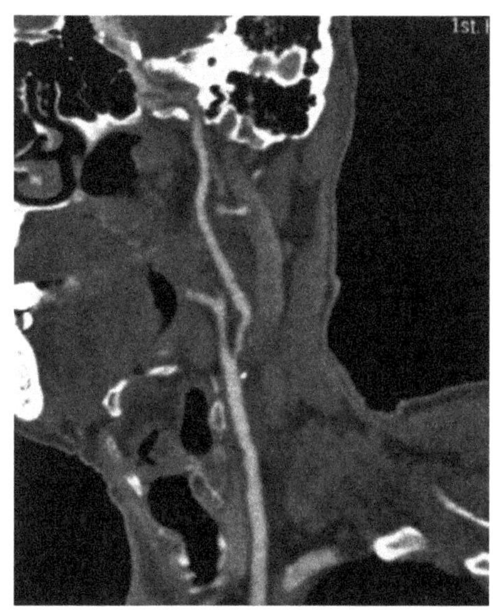

图31.3 左侧颈动脉CTA，术前，侧位。颈内动脉起始部位重度狭窄

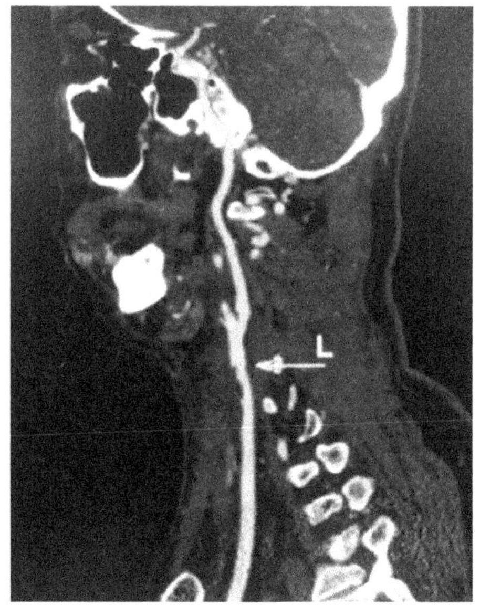

图31.4 左侧颈动脉CTA，术后，侧位。颈内动脉起始部位狭窄解除，血管管径恢复到正常

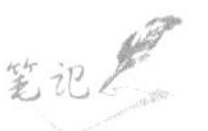

病例 3：椎动脉狭窄

患者男性，61 岁。以“头晕 3 周，加重 2 天”来诊，患者近 3 周自觉偶感头晕，头晕后卧床症状好转，近 2 天头晕症状加重而来就诊。头颈部血管 CTA 示右侧椎重度狭窄。入院后行相关检查以排除耳源性眩晕，于全麻下行椎动脉支架植入术。术后头晕症状明显改善，3 天后出院（图 31.5、图 31.6）。

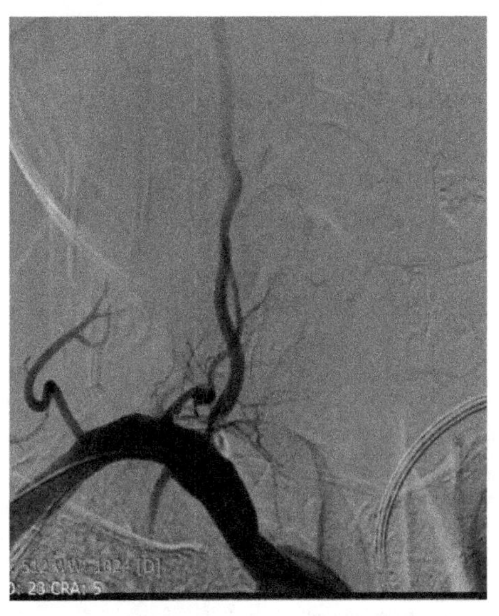

图 31.5 右侧锁骨下动脉 DSA，术前，正位。右侧椎动脉起始部位重度狭窄

病例 4：锁骨下动脉狭窄伴盗血综合征

患者男性，55 岁。以“头晕 2 月伴左手麻木 2 周”入院。患者自述近 2 月余出现改变体位后头晕，偶伴黑矇，近 2 周来自觉左手麻木，就诊后行颈部血管超声提示左侧椎动脉盗血。入院后行 DSA 示左侧锁骨下动脉重度狭窄伴左侧椎动脉盗血（图 31.7、图 31.8）。后于局麻下行左侧锁骨下动脉支架植入术（图 31.9），术后患者症状明显改善。术后 3 天出院。

笔记

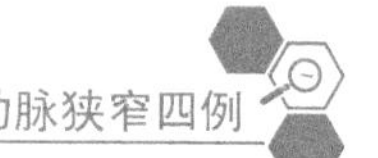

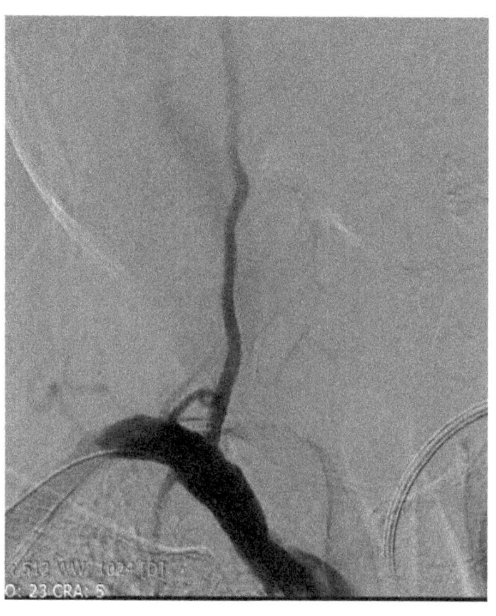

图 31.6　右侧锁骨下动脉 DSA，S 术后，正位。右侧椎动脉狭窄部位植入 APOLLO 4mm ×8mm（微创，中国）

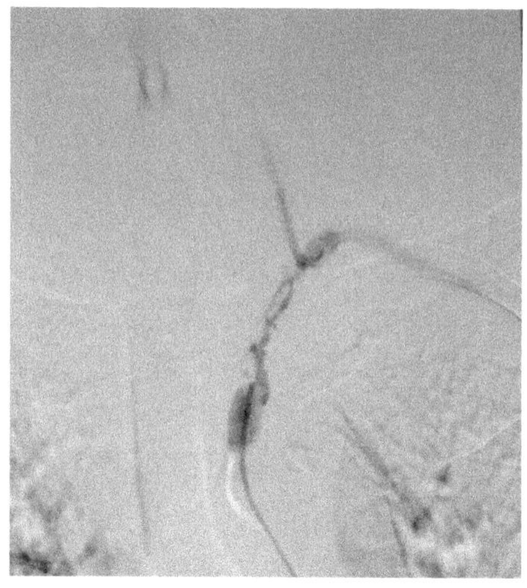

图 31.7　左侧锁骨下动脉 DSA 术前，正位。造影见左侧锁骨下动脉起始部位造影剂呈蜂窝状滞留，血管管腔狭窄明显，左侧椎动脉造影剂未进颅内

笔记

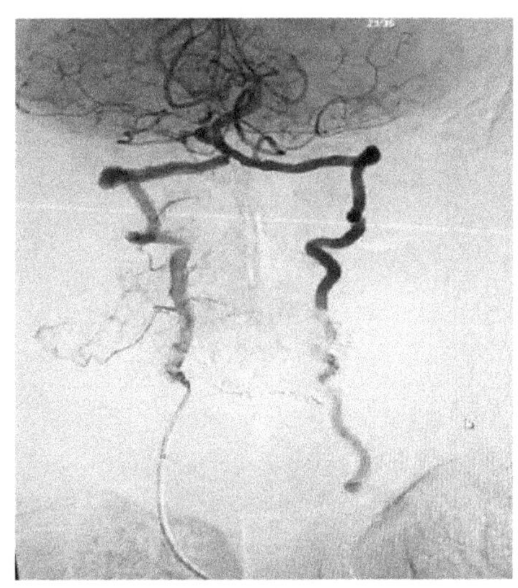

图 31. 8　右侧椎动脉 DSA 术前，正位。造影见基底动脉显影，造影剂经右侧椎动脉，椎基底动脉部位，向左侧逆流

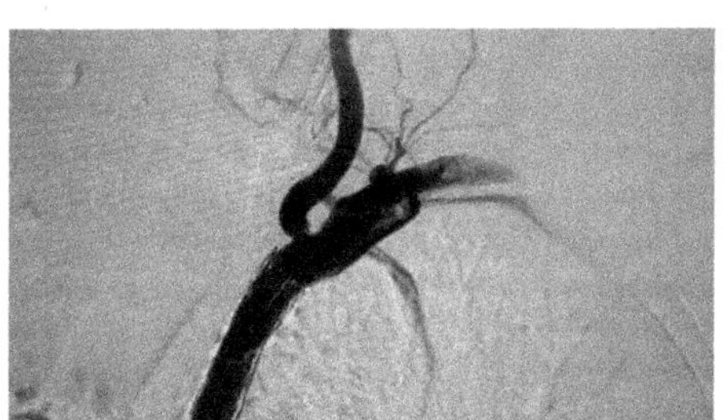

图 31. 9　左侧锁骨下 DSA 术后，正位。左侧锁骨下动脉植入 Protege 9mm ×30mm （美敦力，美国）支架。造影见狭窄部位管腔恢复正常，造影剂经左侧锁骨下动脉，左侧椎动脉进入颅内，显影良好

笔记

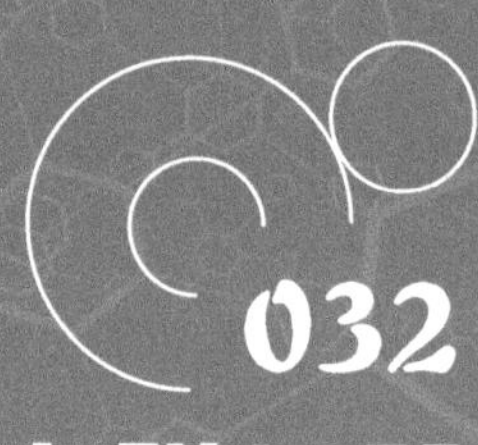

032 颈动脉内膜切除补片成形术治疗无症状性颈动脉重度狭窄一例

病例介绍

患者男性，55 岁。

现病史： 患者 1 个月前体检时，发现左侧颈动脉重度狭窄，就诊于我院门诊，以“颈动脉狭窄”收入我科。患者病来偶感耳鸣，无视力障碍、无黑矇、无肢体感觉运动障碍，精神状态可，饮食可，睡眠质量差，二便正常，近期体重无明显减轻。

既往史： 高血压病史 4 年，最高可达 160/110mmHg，平时口服替米沙坦，血压控制在 140/90mmHg；否认糖尿病、冠心病病史。鼻咽癌放射治疗后 8 年。

个人史： 否认吸烟史，偶尔少量饮酒。

神经系统体格检查： 无阳性体征。

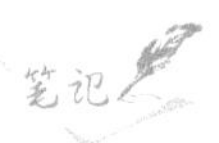

辅助检查：

颈动脉超声：左侧颈动脉内膜增厚伴多发硬化斑块形成，分叉部重度狭窄（70%~99%），斑块累计长度约1.2cm，颈内及颈外远端血流充盈缓慢，峰速减低。

脑血管超声：左侧颈动脉颅外段缺血病变，前交通动脉侧支循环建立，压迫左侧颈总动脉后，左侧大脑中动脉血流剩余70%。

头颈CTA：左侧颈动脉分叉部重度狭窄，分叉部位于颈椎5-6水平（图32.1）；右椎动脉闭塞，右侧胚胎型大脑后动脉。

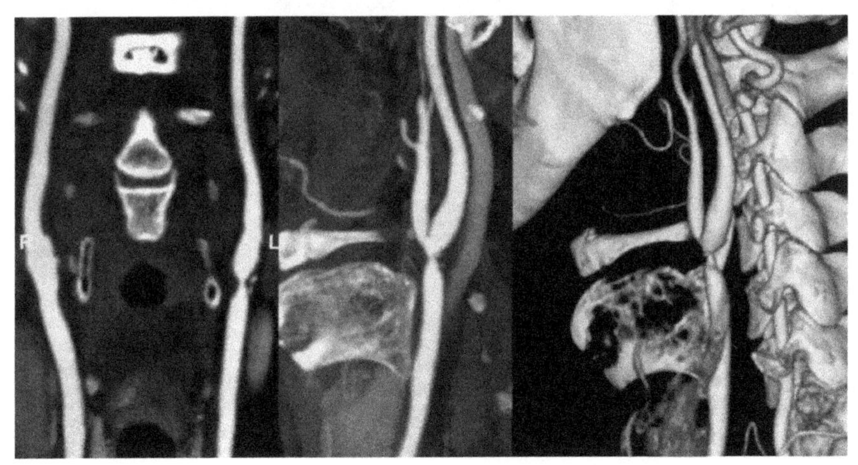

图32.1

颈部增强MR及高分辨磁共振：左颈动脉分叉部动脉管壁增厚，3D-TOF、T_1WI-FS、T_2WI-FS呈低信号，增强扫描后血管内外壁均匀强化，中心呈低信号无强化区，提示动脉斑块形成（大量脂质沉积），管腔中重度狭窄。

头部磁共振弥散成像：未见新鲜脑梗死病灶。

经胸超声心动图：正常范围。

肺功能：正常范围。

心电图：正常心电图。

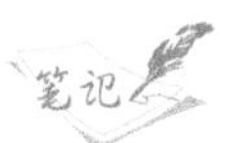

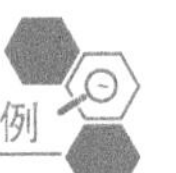

血脂分析：低密度脂蛋白4.08mmol/L。

同型半胱氨酸：正常。

糖化血红蛋白：正常。

血糖：正常。

尿酸：正常。

肿瘤系列：无明显异常。

诊断：左侧无症状性颈动脉重度狭窄，右侧椎动脉闭塞，高血压3级（高危），高脂血症，鼻咽癌放疗术后。

治疗：入院后完善上述检查，请耳鼻喉科会诊评估鼻咽癌放疗术后情况，并请麻醉科进行术前评估麻醉风险后，经科内讨论，诊断明确，手术指征充分，无明确手术禁忌，于全麻下行左侧颈动脉内膜切除补片成形术。术前、术中、术后经颅多普勒超声监测，术中经颅多普勒超声（TCD）监测提示不需转流，术后 TCD 未见过度灌注。

术后复查：术后患者恢复顺利，术后复查 TCD 未见血流过度灌注；颈动脉超声显示血流通畅，流速下降；颈部 CTA（图 32.2）显示血管通畅性良好，补片成形颈动脉管径效果满意；术后头 CT 检查未见颅内出血及缺血病灶。切口愈合良好，术后 7 天拆线出院。

出院医嘱及随访：1. 术后继续双联抗血小板治疗；2. 他汀类药物强化降脂治疗，预期目标 LDL < 1.8mmol/L；3. 定期（术后一个月、三个月、六个月、一年、两年）复查颈动脉检查，超声或 CTA，血脂分析，肝功，血常规等检查；4. 注意饮食起居。

笔记

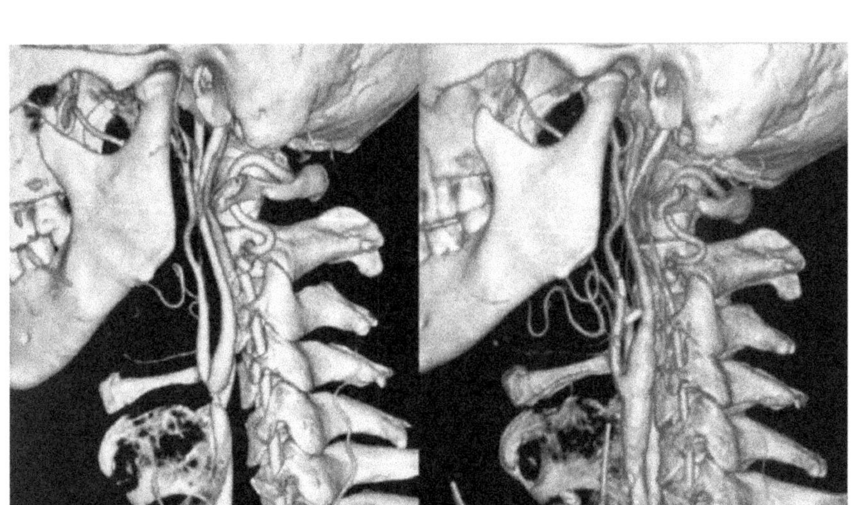

图 32.2　术前（左）与术后（右）颈部 CTA 对比

病例分析

近十年来，脑卒中已经跃居人类健康的第一大杀手，其中缺血性脑卒中约占 85%，而颈动脉狭窄是其常见病因之一。早在 20 世纪 90 年代，颈动脉内膜切除术（carotid endarterectomy，CEA）已被视为治疗颈动脉狭窄、预防脑卒中的金标准。

动脉粥样硬化是颈动脉狭窄的主要病因，其他少见病因包括大动脉炎、纤维肌肉结构发育不良、放疗后纤维化等。上述少见病因所致的颈动脉狭窄不适合 CEA 治疗。

颈动脉动脉粥样硬化病变常累及颈内动脉起始部及颈内、外动脉分叉处，可伴有斑块内出血、纤维化、钙化等病理改变。其导致缺血性脑卒中的病理机制主要包括以下三种：（1）动脉栓塞：局部血栓、胆固醇结晶或其他碎屑脱落导致的栓塞；（2）急性闭塞：斑

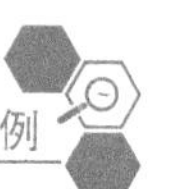

块破裂导致急性血栓形成；（3）低灌注缺血：重度狭窄或闭塞造成血流动力学障碍。

根据临床表现，可分为症状性颈动脉狭窄和无症状性颈动脉狭窄。前者具有确切的定位体征，包括对侧肢体肌力下降、感觉异常或丧失，同侧单眼盲或视觉－空间辨识能力异常，以及同侧同向性偏盲等；后者不具有明确的定位体征，可以伴有头晕、头昏，或反应迟钝、记忆力下降、认知功能障碍，甚至没有任何症状。

颈动脉狭窄的确定诊断有赖于有效的辅助检查。其中全脑血管造影（DSA）是诊断颈动脉狭窄程度并判断 CEA 手术指征的金标准。CT 血管成像（CTA）也具备相似的优势，并可以通过三维重建获得颈动脉狭窄病变与邻近组织结构的位置关系，在一定程度上可以替代 DSA。颈动脉超声在有经验的医院可以获得很好的结果，可以作为筛查、随访的重要手段。

根据 DSA 显示的颈动脉狭窄程度，可分为轻度（30%～50%）、中度（50%～70%）和重度（≥70%）。目前的循证医学依据显示，CEA 能够显著降低症状性中、重度和无症状性重度颈动脉狭窄患者的 5 年或 2 年卒中率，具有预防意义。

CEA 围手术期治疗中，应给予抗血小板聚集药物、他汀类药物强化降脂，并积极控制高血压、糖尿病等危险因素。另外，推荐 CEA 术中应用监测技术，明确脑血流在阻断和开放颈动脉时的变化，从而降低围术期缺血或出血事件的风险。目前常用的监测手段包括，经颅多普勒超声、脑饱和度、残端压、脑电图（EEG）等。荟萃分析研究提示，残端压与 TCD 或 EEG 联合使用能够获得最好的监测效果。根据监测结果，推荐术中选择性地使用转流技术，能够降低术中脑缺血事件的发生。

CEA 的术式目前存在三种方法：标准 CEA、翻转式 CEA 和补

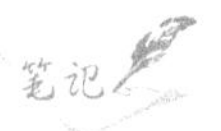

片成形 CEA。三种方法各有利弊，其中后两种方法的术后再狭窄率优于前者。一项荟萃分析研究结果显示，补片成形 CEA 能够降低围手术期卒中率、闭塞率和术后再狭窄率。因此，在最近的欧洲和美国的指南中，一致推荐在 CEA 中应用补片进行血管重建。

CEA 围手术期的并发症主要包括缺血性卒中、出血性卒中、局部并发症和心源性卒中等。CEA 为预防性手术，指南要求控制其并发症发生率在 3%～6% 以下，因此需要临床医生高度重视围术期相关检查、监测结果，充分评估风险。

病例点评

1. 该患者诊断为无症状性颈动脉重度狭窄，按照指南推荐，CEA 围手术期相关风险应控制在 3% 以下，故术前、术中、术后完善了一系列检查、监测及复查。患者 CEA 术后恢复良好，离不开全程细致的管理。

2. 作为预防脑卒中的手术，CEA 应在充分评估患者生存期后实施，对同时合并其他系统疾病的患者，应该通过多学科会诊进行个案分析，提供综合决策。该患者虽然既往存在鼻咽癌放疗病史，但是经综合分析，患者已经放疗后 8 年无复发，而颈动脉狭窄系由于颈动脉粥样硬化斑块所致，故仍首选 CEA 治疗。

3. 随着大量新药发明应用，药物预防颈动脉狭窄患者发生脑卒中的效率逐渐增加。即便如此，颈动脉内膜切除术在治疗症状性颈动脉中、重度狭窄和无症状性颈动脉重度狭窄的“金标准”地位，目前还尚未被改变。未来，关于 CEA 手术技术的诸多细节，仍需要大量研究广泛探讨，目标均围绕着进一步降低 CEA 的围手术期风险。

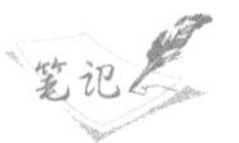

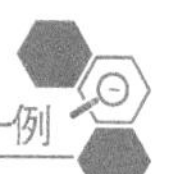

参考文献

[1] Barnett H J, Taylor D W, Eliasziw M, et al. Benefit of carotid endarterectomy in patients with symptomatic moderate or severe stenosis. North American Symptomatic Carotid Endarterectomy Trial Collaborators. N Engl J Med, 1998. 339 (20): p. 1415 – 25.

[2] Bates E R, Babb J D, Casey D J, et al. ACCF/SCAI/SVMB/SIR/ASITN 2007 Clinical Expert Consensus Document on carotid stenting. Vasc Med, 2007. 12 (1): p. 35 – 83.

[3] Spencer M P. Transcranial Doppler monitoring and causes of stroke from carotid endarterectomy. Stroke, 1997. 28 (4): p. 685 – 91.

[4] Brott T G, Halperin J L, Abbara S, et al. 2011 ASA/ACCF/AHA/AANN/AANS/ACR/ASNR/CNS/SAIP/SCAI/SIR/SNIS/SVM/SVS guideline on the management of patients with extracranial carotid and vertebral artery disease: a report of the American College of Cardiology Foundation/American Heart Association Task Force on Practice Guidelines, and the American Stroke Association, American Association of Neuroscience Nurses, American Association of Neurological Surgeons, American College of Radiology, American Society of Neuroradiology, Congress of Neurological Surgeons, Society of Atherosclerosis Imaging and Prevention, Society for Cardiovascular Angiography and Interventions, Society of Interventional Radiology, Society of NeuroInterventional Surgery, Society for Vascular Medicine, and Society for Vascular Surgery. Stroke, 2011. 42 (8): p. e464 – 540.

[5] Guay J, Kopp S. Cerebral monitors versus regional anesthesia to detect cerebral ischemia in patients undergoing carotid endarterectomy: a meta – analysis. Can J Anaesth, 2013. 60 (3): p. 266 – 79.

[6] Liapis C D, Bell P R, Mikhailidis D, et al. ESVS guidelines. Invasive treatment for carotid stenosis: indications, techniques. Eur J Vasc Endovasc Surg, 2009. 37 (4 Suppl): p. 1 – 19.

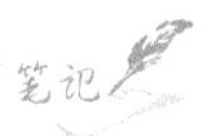

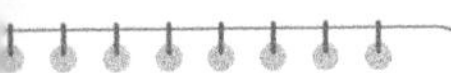
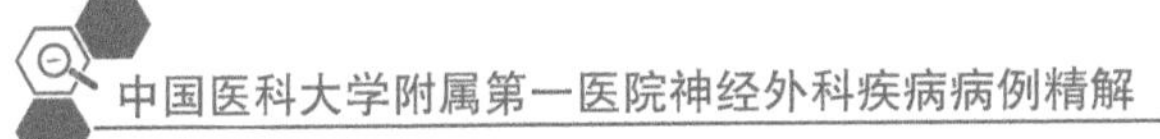

[7] Hobson R N, Mackey W C, Ascher E, et al. Management of atherosclerotic carotid artery disease: clinical practice guidelines of the Society for Vascular Surgery. J Vasc Surg, 2008. 48 (2): 480 – 486.

[8] Kernan W N, Ovbiagele B, Black H R, et al. Guidelines for the prevention of stroke in patients with stroke and transient ischemic attack: a guideline for healthcare professionals from the American Heart Association/American Stroke Association. Stroke, 2014. 45 (7): 2160 – 2236.

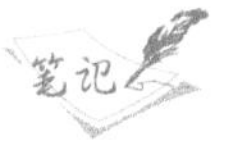

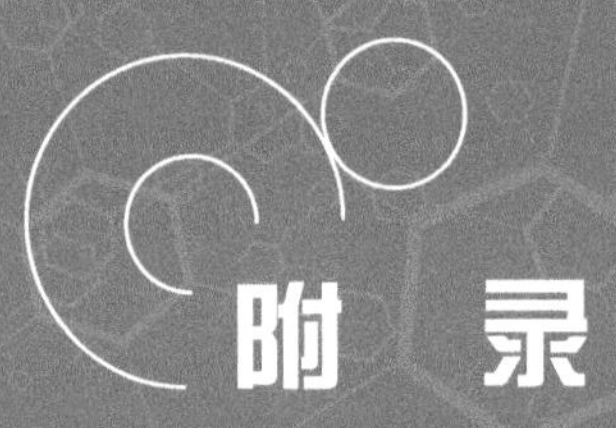

附录

中国医科大学附属第一医院简介

中国医科大学附属第一医院（以下简称中国医大一院）是一所大型综合性三级甲等医院，也是一所具有光荣革命传统的医院。

医院的前身可以追溯到同时创建于1908年10月的福建长汀福音医院（原亚盛顿医馆）和沈阳南满洲铁道株式会社奉天医院。医院早期成长与中国共产党领导的革命进程紧密相连。1948年沈阳解放，医院接收了原国立沈阳医学院（前身为南满洲铁道株式会社奉天医院）。

1995年年初，医院首创“以病人为中心”的服务理念，提

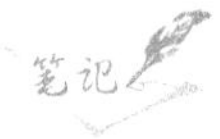

出了一系列的创新与发展举措，成果引起国内外医疗界的瞩目，得到了中央领导肯定和同行的赞誉。医院的改革经验被推向了全国，对我国的医疗改革和医院管理产生了划时代的深远影响。

如今的中国医大一院以人才实力和技术优势，发展成为国内外知名的区域性疑难急重症诊治中心。作为辽宁省疑难急重症诊治中心，同时也是国家卫生健康委员会指定的东北唯一的国家级应急医疗救援中心和初级创伤救治中心，医院在抗击非典、抗击手足口病、防治流感、抗震救灾等重大突发事件中做出了突出贡献，受到国家和世界卫生组织的肯定和表彰。

2014 年年初，新一届领导班子进一步明确了医院的功能定位：以创建国家级区域医疗中心为目标，以改革为动力，围绕发展高新技术，推动学科发展，加强医院信息化建设，使门诊流程更为规范，改善患者就医体验，积极践行公立大医院的社会责任。

医院现建筑面积 33.5 万平方米，编制床位 2249 张，现有职工 4350 人，其中有中国工程院院士 1 人，教育部长江学者特聘教授 3 人，教授、副教授级专家 545 人，中华医学会专科分会主委（含名誉、前任、候任）9 人，副主任委员 5 人。国家重点学科 4 个，国家重点培育学科 1 个，卫健委国家临床重点专科建设项目 22 个，荣获国家科技进步奖 9 项。医院全年门急诊量约 342 万人次，出院 15 万人次，手术服务量 7 万例，平均住院日 8.19 天。

2018 年发布的复旦版《2017 年度中国医院排行榜》中，医院综合排名全国第 12 名，连续 9 年位居东北地区第 1 名。

近年来，医院荣获全国文明单位、全国精神文明建设先进单位、全国卫生系统先进集体、全国文明示范医院、全国百佳医院、全国百姓放心示范医院、全国医院文化建设先进集体、全国医院有

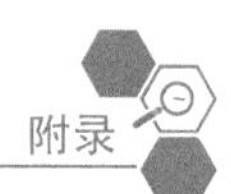

突出贡献先进集体等荣誉称号。

1941 年，毛泽东在延安为中国医大 14 期学员题词：“救死扶伤，实行革命的人道主义”。它成为一代又一代中国医大一院人为之不懈奋斗的座右铭。传承百年，心系百姓，今天的中国医大一院正承载着辉煌的历史，沿着既定的航向，为建设国内一流医院的目标而努力奋斗！

中国医科大学附属第一医院神经外科简介

中国医科大学附属第一医院神经外科现有医生 62 名，开放病床总数 217 张，专用手术室 8 间，神经外科重症监护单元（NICU）1 个，神经外科实验室 1 个。形成了神经肿瘤、脑血管病、神经创伤、功能疾病、神经重症、脊髓脊柱和小儿神经外科等多个亚专业方向，年均手术超过 5000 台次。1978 年以来先后被批准为硕士、博士学位授权专业及博士后流动站，近 10 年累计培养硕士博士研究生 300 余名，为全国各地输送大量神经外科专业人才。目前为卫计委神经外科住院医师培训基地、神经外科专科医师培训基地、国家临床重点专科、辽宁省重点学科、中国医师协会颅脑创伤临床适宜技术应用训练基地、卫计委颈动脉内膜切除术培训基地。

科室先后承担国家十五、十一五及十二五子课题 7 项、国家自然科学基金 27 项、卫生部科学基金 3 项、省部级课题 80 项、科研经费超过 1000 万元，获教育部科技进步一等奖一项，辽宁省科技进步一等奖一项，辽宁省科学技术进步二等奖 5 项、三等奖 8 项。发表论文近 500 篇、SCI 收录 120 余篇。主译著作 2 部、主编图谱 1 部，参编著作教材 14 部、获得国家专利 5 项。目前我科长江学者 1 名，国家万人计划科技创新领军人才一名，获得王忠诚中国神经外科医师奖 3 人次，教育部新世纪优秀人才支持计划 1 项，国家百千万人才支持计划 1 项，科技部神经肿瘤重点领域创新团队一个。护理方面，曾获得卫生部护理技能竞赛金奖，辽宁省“优质服务技能竞赛”第一名、“五一”劳动奖章、省“三八”红旗手，沈阳市

笔记

“技术标兵”等国家、省市以及医院的多项荣誉称号。

学科带头人吴安华主任，为国家二级教授、主任医师，博士生导师，长江学者特聘教授、享受国务院政府特殊津贴专家、国家万人计划科技创新领军人才、科技部重点领域创新团队负责人、百千万人才工程国家级人选、国家有突出贡献中青年专家，教育部“新世纪”优秀人才，辽宁省攀登学者、辽宁省首届青年名医、2019 年国家名医，沈阳市杰出人才，国家自然科学基金二审评委，科技部重大专项终审评委。累计获得国家自然科学基金及省部级课题 12 项。毕业于中国医科大学七年制临床医学专业，长期从事神经外科临床工作。曾于美国留学 4 年，学习胶质瘤综合治疗（明尼苏达大学神经外科）和复杂颅底手术（美国巴罗神经科学研究所）。在辽宁省率先开展神经内镜手术及颅颈固定手术，组建了国内领先的神经系统肿瘤诊疗及科研创新团队，团队被评为科技部重点领域创新团队。担任中华医学会神经外科学分会委员，辽宁省医学会神经外科学分会候任主任委员，辽宁省生命科学学会神经外科分会主任委员，中国医师协会神经外科医师分会委员，中国神经科学学会神经肿瘤分会常委，中国抗癌协会神经肿瘤专业委员会常委，中国卒中协会理事，中国医师协会颅底专家委员会副主任委员。曾获得 2009 年度王忠诚中国神经外科青年医师奖，沈阳市卓越医师奖，获得辽宁省医学科技一等奖一项，教育部科技进步一等奖一项，辽宁省科技进步一等奖一项，辽宁省科技进步二等奖一项。发表 SCI 收录论文 80 余篇，其中以第一作者和通讯作者发表 SCI 收录论文 60 余篇，累计他引千余次。在吴安华主任的带领下，神经外科将借着国家医疗中心创建、三级诊疗推进等契机，本着“以患者为中心”的理念，充分利用我科显微镜、神经内镜、神经导航、立体定向仪、电生理监测、颅内压监测、亚低温设备等先进设备，结合我院神经病

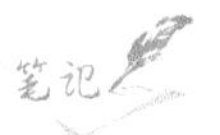

理、基因检测等优势条件，在 ERAS（加速康复）理念以及“精准微创”的理念指导下着力打造一批神经外科新技术新手段新方法，不断深化发展，一如既往走在学术和技术的前沿，加速转化、精准医疗和技术创新，扩大学科区域辐射能力，进一步优化人员结构加强人才培养，深化国内国际交流与合作，把本学科建设成为具有相当国际影响、国内领先的优势学科，造福广大病患。

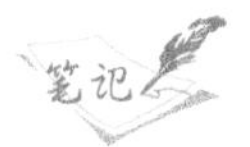